● 国家重点研发计划数字诊疗装备研发重点专项

基于国产血液净化装备主动服务技术的临床解决方案研究（2018YFC0114503）

腹膜透析
那些事儿

主审　邵凤民

主编　顾　玥

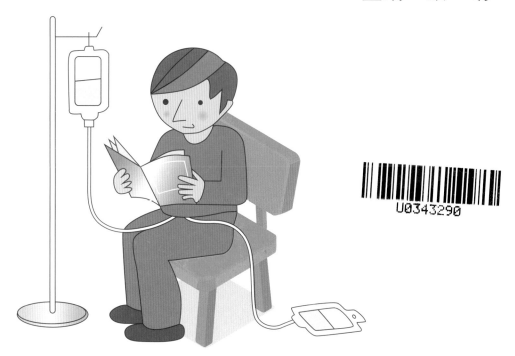

郑州大学出版社

图书在版编目(CIP)数据

腹膜透析那些事儿/顾玥主编. — 郑州：郑州大学出版社，2021. 12
ISBN 978-7-5645-8466-5

Ⅰ. ①腹… Ⅱ. ①顾… Ⅲ. ①腹膜透析－基本知识 Ⅳ. ①R459.5

中国版本图书馆 CIP 数据核字(2021)第 263670 号

腹膜透析那些事儿
FUMO TOUXI NAXIE SHI'ER

策划编辑	张 霞		封面设计	苏永生
责任编辑	张 霞 常 田		版式设计	苏永生
责任校对	张馨文		责任监制	凌 青 李瑞卿
出版发行	郑州大学出版社		地 址	郑州市大学路 40 号(450052)
出版人	孙保营		网 址	http://www.zzup.cn
经 销	全国新华书店		发行电话	0371-66966070
印 刷	河南文华印务有限公司			
开 本	710 mm×1 010 mm 1 / 16			
印 张	9.25		字 数	118 千字
版 次	2021 年 12 月第 1 版		印 次	2021 年 12 月第 1 次印刷
书 号	ISBN 978-7-5645-8466-5		定 价	68.00 元

本书如有印装质量问题,请与本社联系调换。

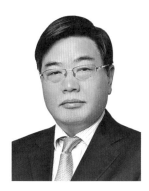

邵凤民,医学博士,主任医师,二级教授,博士研究生导师,国务院特殊津贴专家,中原学者,中原名医,河南省先进工作者,河南省"五一劳动奖章"获得者,河南省学术技术带头人。兼任中国医师协会肾脏内科医师分会常委、中国中西医结合学会肾脏疾病专业委员会常委、全国肾病学专业医疗质量管理控制专家、河南省医学会肾脏病学分会主任委员、河南省肾脏病免疫重点实验室主任、河南省肾病临床医学研究中心主任、河南省肾脏病质控中心主任、河南省肾脏病研究所所长等职。担任《中华实用诊断与治疗杂志》主编。主持并参与国家级、省部级、厅级科研项目40余项。发表论文200余篇。获省、厅级科技成果奖10余项,其中获河南省科学技术进步奖一等奖1项,主编、参编专著13部。

主编简介

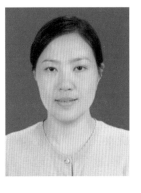

　　顾玥,医学博士,主任医师,副教授,硕士研究生导师,河南省人民医院肾内科亚专科主任,河南省首席科普专家。兼任中国女医师协会肾脏病及血液净化专委会委员,中国医师协会康复医师分会肾康复专业委员会委员,河南省医学会肾脏病学分会委员会委员,河南省医学会血液净化学分会委员会委员,河南省医学会肾脏病学分会慢性肾脏病矿物质与骨异常学组委员。主持并参与国家级、省部级、厅级科研项目 10 余项,发表论文 50 余篇,参编多部学术专著。作为主要获奖人获得河南省科学技术进步奖一等奖 1 项;作为第一完成人获得河南省医学科学技术进步奖一等奖 1 项。

　　尿毒症,是各种慢性肾脏病持续进展至后期的共同结局。尿毒症是危害国民健康的重大疾病,预后差且花费高,对患者的个人生活和家庭都会有很大的影响。腹膜透析是尿毒症治疗的主要方式之一。腹膜透析可居家透析,具有治疗效果好、安全、简便、经济的优势,适合中国国情。近几年全国腹膜透析患者人数越来越多。

　　在日常工作中,我们发现有些腹膜透析患者治疗效果很好,心态积极阳光,努力过好每一天,正常工作和生活,积极参加社会活动,和家人定期出去旅行;有些腹膜透析患者不能接受自己得了尿毒症,消极逃避;有些腹膜透析患者粗心大意,操作不规范,经常发生腹膜炎最后导致退出腹膜透析。目前腹膜透析治疗技术非常成熟,为什么这些患者的预后和生活质量仍有很大的差异,是我们肾脏科医生一直思考的问题。和其他慢性疾病不同,腹膜透析是对患者自我管理要求高的疾病之一。腹膜透析被称为居家透析,是由于操作相对简单,患者及其家属经过教育、培训,掌握腹膜透析操作后,可自行在家中进行透析。定期来医院随访评估,接受医护人员的指导,有问题及时和医护人员沟通,才能达到理想的透析效果。这个过程需要医护人员、患者和家人共同的努力。为了帮助患者正确认识和面对尿毒症,了解更多与腹膜透析相关的知识,对非医学专业、文化水平参差不齐的患者来说,需要一本让他们能够看得懂、记得住、学得会、用得上的腹膜透析科普书籍。

《腹膜透析那些事儿》内容丰富、语言通俗易懂，图文并茂、实用性强，贴近患者的日常生活需求。这本书把在腹膜透析临床工作中不断探索总结的临床经验，汇集成医护人员和患者都实用的内容，奉献给广大读者，希望能够帮助解决临床工作和居家透析时所遇到的一些实际问题。愿更多的医生和护士能轻松熟练地掌握腹膜透析技术，帮助尿毒症患者了解腹膜透析，平稳高效地居家做好腹膜透析。

　　腹膜透析是另一种生活方式的开始，希望接受腹膜透析治疗的病友们调整好心态，学会和尿毒症共生存，做到严格自律，规范操作，提高生活质量，融入正常的家庭和社会生活，创造和体现自己的价值，快乐幸福每一天！

　　作为一部科普书，它所提供的信息不完全等同于医生的医嘱，不能照本引用。限于编者的水平以及知识的深度、广度，书中难免存在疏漏，恳请有关专家和广大读者提出宝贵意见和建议，以便在今后的修订中予以修正和完善。

邵凤民

2021 年 12 月于郑州

目录

第一章　认识腹膜透析

第二章　居家腹膜透析

第三章　保护导管出口

第四章　维持容量平衡

第五章　腹膜炎的处理

第六章　导管功能障碍

第一章　认识腹膜透析

第一节　了解我们的肾脏

① 什么是肾脏？

正常人体内有左、右两个肾脏,位于腹部深处,腰部脊柱的两侧,右侧肾脏的位置比左肾稍低。正常肾脏位置可随呼吸和体位上下移动,移动范围为 1～2 厘米。每个重量为 100～140 克,形似蚕豆,女性略轻于男性。每个肾脏由约 100 万个肾单位(过滤器)组成,肾单位是肾脏结构和功能的基本单位,每个肾单位包括肾小球和肾小管,肾小球完成肾脏滤过功能,清除体内代谢产物和毒物;肾小管重吸收肾小球滤出的有用物质,比如氨基酸、糖、小分子蛋白质和矿物质等。

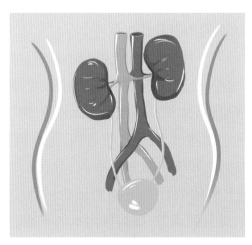

肾脏的位置

② 肾脏有哪些功能？

肾脏的生理功能主要是排泄代谢废物,调节水、电解质和酸碱平衡,维持机体内环境稳定及内分泌功能。

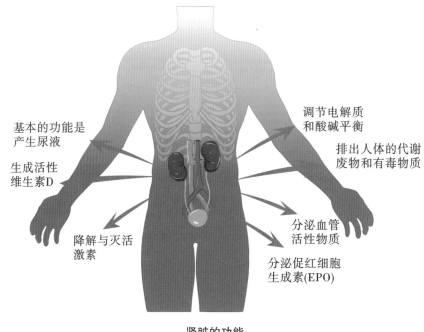

基本的功能是
产生尿液

生成活性
维生素D

降解与灭活
激素

调节电解质
和酸碱平衡

排出人体的代谢
废物和有毒物质

分泌血管
活性物质

分泌促红细胞
生成素(EPO)

肾脏的功能

(1)肾脏最基本的功能是产生尿液

肾小球就像筛网一样,当血液流经肾小球时,体积大的成分,如红细胞、白细胞、血小板、白蛋白等不能通过筛网,故不能从肾小球滤出,仍留在血液里;而体积小的成分,如水分、钠、氯、尿素、糖等,能通过筛网,经肾小球滤出,流进肾小管内,这些液体叫作"原尿"。肾小管有重吸收功能,99%水分被重吸收,部分营养成分也被重新吸收;此时,只剩下机体的代谢废物和很少的水分,就形成了"终尿"。肾脏通过对尿量的调节,保持体内水的平衡。

（2）排出代谢废物和有毒物质

人体新陈代谢过程中,会产生一些代谢废物,如尿素、尿酸、肌酐等,肾脏通过肾小球滤过和肾小管分泌,把这些废物从尿液排出体外,从而维持正常的生理活动。所以肾脏就像身体这座城市里的"清洁工"。

（3）调节电解质和酸碱平衡

肾脏是调节体内电解质稳定及酸碱平衡的主要器官,经肾脏排泄的物质包括钠、钾、钙、磷、碳酸盐、乳酸等。肾脏通过肾小球的滤过、肾小管的重吸收及分泌功能,调节电解质和酸碱平衡,维持内环境的稳定。

（4）分泌促红细胞生成素(EPO)

肾脏可分泌促红细胞生成素,促进红细胞的成熟及血红蛋白的合成。肾功能不全时,促红细胞生成素合成减少,会引起肾性贫血。

（5）合成活性维生素D

肾脏将25羟基维生素D转化为有活性的1,25二羟维生素D,调节体内的钙磷代谢,维持骨骼的正常结构与功能,而且还参与免疫功能的调节。

（6）分泌血管活性物质

肾脏可分泌肾素、血管紧张素、前列腺素等,在血压的调节中发挥重要作用。慢性肾脏病时,上述血管活性物质可出现失调,引起血压异常。

（7）降解与灭活激素

肾脏也是多种激素的降解、灭活的场所,如胰岛素、甲状旁腺激素、胰高血糖素、降钙素等。当肾功能不全时,这些激素不能及时地降解及灭活,在体内蓄积,引起代谢紊乱。

③ 哪些行为会对肾脏造成伤害?

肾脏是人体的重要器官之一,许多日常中不经意的行为,有可能会伤害我们的肾脏。

（1）滥用药物

一些药物如感冒药、解热镇痛药、减肥药以及某些中药等，会对肾脏造成损害，不经过医生自行用药，很可能会对肾脏造成损害，有的甚至危及生命。

（2）经常憋尿

长时间憋尿会使尿液潴留在膀胱，使膀胱持续膨胀，降低了膀胱的伸缩性。尿液长时间滞留在膀胱不仅容易引起膀胱损伤，还极易造成细菌繁殖，引起尿路感染。长期慢性感染可能会损害肾脏的结构和功能，甚至导致肾功能衰竭。

（3）饮水过少

如果长时间不喝水，尿量就会减少，尿液中的代谢废物和毒素的浓度就会增加，容易引发肾结石等，建议健康成年人每天至少饮水 1500～2000 毫升。慢性肾脏病患者根据病情在医生指导下确定饮水量。

（4）过度劳累、熬夜

过度劳累、熬夜可能对肾功能有一定的损害，尤其是对于有慢性肾脏病的患者，可能会加速肾脏病的进展。故在日常生活中应规律作息，避免熬夜及过度劳累。

（5）血压、血糖控制不佳

高血压长期控制不佳，会引起肾脏损害，甚至加重慢性肾脏病的进展，肾脏病的进展亦会加重高血压，从而引起恶性循环，故有高血压的患者一定要把血压控制达标，并监测有无肾脏损害。

糖尿病肾病是糖尿病最严重的微血管并发症之一，目前糖尿病肾病是导致尿毒症的最常见原因之一。血糖控制不佳会加速糖尿病肾病进展，并引起多个系统的并发症。

第二节　什么是慢性肾脏病？什么是尿毒症？

❶ 什么是慢性肾脏病？

慢性肾脏病是指各种原因引起的肾脏结构或功能异常≥3个月，包括出现肾脏损伤标志（白蛋白尿、尿沉渣异常、肾小管相关病变、组织学检查异常及影像学检查异常），伴或不伴肾小球滤过率（GFR）下降；或不明原因的肾小球滤过率下降（<60毫升/分钟）≥3个月。

❷ 慢性肾脏病是如何分期的？

国际肾脏病专家建议将慢性肾脏病依据体表面积校正的肾小球滤过率水平分为5期，1期为最轻，5期为最重。

表1-1　慢性肾脏病的分期

分期	特征	GFR/[毫升/（分钟·1.73平方米）]
1	GFR正常或升高	≥90
2	GFR轻度降低	60~89
3	GFR中度降低	30~59
4	GFR重度降低	15~29
5	终末期肾脏病	<15或透析

❸ 慢性肾脏病的主要症状有哪些？

慢性肾脏病被称为"沉默的杀手"，大多数患者早期可完全没有症状或者症状较轻，随着病情的进展，可逐渐出现多个系统的症状。

早期可表现为易疲劳、乏力,眼睑、颜面、下肢(尤其踝关节)水肿,泡沫尿、尿色异常、排尿疼痛或困难、夜间排尿次数增多。出现肾功能不全时,慢性肾脏病的各种症状逐渐加重,出现食欲减退、恶心呕吐、夜尿增多、全身水肿、血压升高、呼气带氨味、骨痛、皮肤瘙痒、肌肉震颤、手脚麻木、嗜睡、反应迟钝等表现。

化验结果提示血红蛋白下降、血钙降低、血磷升高及甲状旁腺激素升高、血肌酐和尿素氮水平升高等。肾脏超声提示双肾体积缩小,进入尿毒症期,上述症状持续加重,并可导致心、脑、肺等多脏器功能障碍。

总之,慢性肾脏病的患者在早期可能没有明显的症状,到了后期有明显症状时有时已进入晚期,因此定期体检非常重要,以便早发现、早诊断、早治疗。

④ 什么是尿毒症?

尿毒症即终末期肾脏病,是慢性肾功能不全的严重阶段,为各种慢性肾脏疾病持续发展而导致的肾功能缓慢进行性减退,主要表现为代谢产物潴留,水、电解质、酸碱平衡失调和全身各个系统症状。

(1)导致尿毒症的原因有哪些?

导致尿毒症的常见原因主要有各种类型的肾小球肾炎、高血压肾小球动脉硬化、肾动脉狭窄、糖尿病肾病、尿酸性肾病、狼疮性肾病、过敏性紫癜性肾炎、多发性骨髓瘤肾病、遗传性肾病等。在我国,导致尿毒症的首要原因为慢性肾小球肾炎,而糖尿病肾病、高血压所导致的尿毒症呈明显上升趋势。

(2)尿毒症可以治愈吗?

首先尿毒症是不能治愈的,一旦进入尿毒症肾功能是不可逆的,但是通过科学的治疗方式及规范的自我管理,尿毒症患者可以像正常人一样生活、工作和学习。

第三节 得了尿毒症应该怎么办?

进入尿毒症后,肾脏的功能已不能满足身体的需要,比如不能及时排出体内的代谢废物和多余的水分,这时患者需要一种方法代替原有肾脏的部分功能,协助肾脏完成工作,这种治疗被称为"肾脏替代治疗"。肾脏替代治疗方式包括腹膜透析、血液透析及肾移植。

腹膜透析(peritoneal dialysis,PD):首先向腹腔灌入腹膜透析液,利用人体腹膜作为透析膜,腹膜透析液和尿毒症患者血液之间通过弥散、超滤的原理进行物质交换,清除体内代谢废物及纠正水、电解质、酸碱平衡紊乱,同时补充部分人体所必需的营养物质。

血液透析(hemodialysis,HD):首先借助血液透析机,把人体血液引流至透析器,利用人工合成的生物膜作为透析膜,透析液和尿毒症患者血液之间通过弥散、对流的原理进行物质交换,清除体内代谢废物及纠正水、电解质、酸碱平衡紊乱。

肾移植(renal transplantation,RT):通俗的说法又叫换肾,就是将健康者的肾脏移植给有肾脏病变并丧失肾脏功能的患者,发挥正常的肾脏功能。

对尿毒症患者来讲,通过合适的肾脏替代治疗,可以像正常人一样生活、工作和学习,重新扬起生活的风帆。

第四节 如何选择适合自己的透析方式?

虽然与腹膜透析和血液透析相比,肾移植可获得较好的生活质量,但由于肾源的短缺,肾移植不能满足广大尿毒症患者的治疗需求,所以大部分的患者仍需要长期的透析治疗。目前的透析方式主要有腹膜透析和血液透析。

① 不同的透析方式，它们各有什么优缺点呢？

腹膜透析和血液透析在治疗效果、总体费用和生存时间上是类似的，两种治疗方式是可以相互转换或补充的。下面来了解一下不同透析方式的优缺点吧。

（1）腹膜透析

腹膜透析非常方便、灵活，是一种可以居家的透析治疗方式，并且操作简单，患者或家属需要经过专业人员培训即可掌握换液方法；换液过程本身没有任何不适，腹腔充盈感是非常容易适应的；腹膜透析对中分子物质有较好的清除效果，在对残余肾功能的保护上存在优势；患者可以比较自由地进行日常活动，包括旅游、工作、学习。但是需要注意，腹膜透析患者应规范进行换液操作，具备较好的居家自我管理能力，并遵医嘱进行腹膜透析相关的治疗。

（2）血液透析

需要到医院在医护人员的操作下进行治疗，每周往返医院2～3次，可以经常和其他透析患者进行交流。但是血液透析也有不足之处，如患者必须按照透析中心的要求安排透析时间，且需要依赖血液透析机和医务人员，不方便出行；血管穿刺给患者带来疼痛，血管通路如内瘘和中心静脉导管相关的问题较多，需要反复进行处理；对患者的心脑血管系统影响较大，如可能出现低血压、心律失常等。

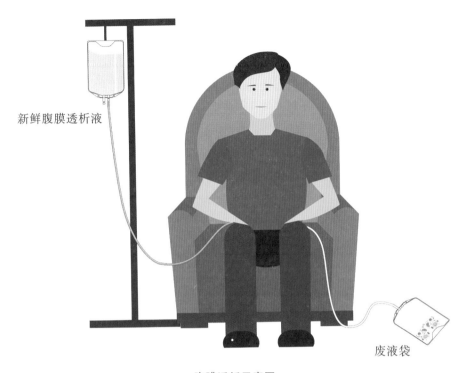

新鲜腹膜透析液

废液袋

腹膜透析示意图

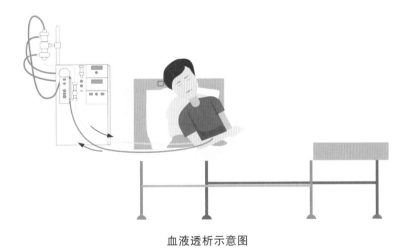

血液透析示意图

腹膜透析与血液透析的主要优缺点,见下表。

腹膜透析与血液透析的主要优缺点

分类	主要优点	主要缺点
腹膜透析	1.操作简单,不需要特殊的设备,患者可以在家中自己进行操作 2.不需要全身应用抗凝血药,不增加出血风险,适用于有出血倾向的透析患者 3.无需体外循环,无血流动力学改变,对有心血管疾病伴循环不稳定的患者安全性较高 4.对保护残余肾功能比较好 5.不需要做血管穿刺,避免穿刺疼痛	1.如果患者不规范操作,可能会引起腹透相关性腹膜炎 2.腹膜透析液是利用葡萄糖来排出多余水分,患者可能在透析过程中会吸收部分葡萄糖,可能会使患者的体重增加、血甘油三酯等浓度升高 3.腹膜透析的过程中会流失部分蛋白质
血液透析	1.在短时间内可以清除较多毒素 2.有专业医护人员帮助完成,可以随时得到紧急救护 3.可以经常和其他透析患者进行交流 4.开展的时间长、覆盖广,多数县级以上医疗单位均有开展	1.患者需要每周往返医院2～3次,必须按照透析中心的要求安排透析时间 2.需要依赖机器,不方便出行 3.血管穿刺带来疼痛 4.患者的心血管系统受影响,血压波动较大,容易出现低血压、心律失常等情况

以上两种透析方式各有优劣,患者应结合医生意见、基础疾病、身体状况、生活方式及喜好、经济条件、居住环境、离血液透析中心远近等条件全面考虑,选择最适合自己的透析方式才是最重要的。

② 什么时候该透析了?

尿毒症患者过早透析可能会过早带来透析相关并发症,增加治疗费用,过晚透析可能会加重病情,错过最佳治疗时机。目前国际上肾脏病专家公认的最佳治疗方案是,当慢性肾脏病患者在 CKD4 期(即肾小球滤过率估计值在 15 ~ 29 毫升/(分钟·1.73 平方米)时,就需要了解有关肾脏替代治疗的知识,选择合适的肾脏替代方式,并做好准备。当进入 CKD5 期即尿毒症期时,肾科医师会根据患者的原发病、临床表现、实验室检查结果以及患者的意愿,选择合适的透析方式,并决定何时开始治疗。

对于一些有特殊合并症的肾功能衰竭患者可能需要提早开始透析治疗:如容量负荷过重导致肺水肿或药物难以控制的高血压;不易纠正的高钾血症或严重代谢性酸中毒;高钙或低钙血症,高磷血症;不易纠正的贫血;尿毒症神经病变和脑病;尿毒症胸膜炎或心包炎;持续的严重胃肠道功能异常;严重营养不良;不能解释的器官功能衰竭或全身状况下降。

患者虽然进入尿毒症期,但是尿量正常、无水肿、体重稳定、营养良好、经非透析治疗患者没有不适症状的,可延迟透析治疗。

③ 透析能完全替代失去功能的肾脏吗?

无论是腹膜透析还是血液透析只能替代肾脏的部分功能,透析可以帮助患者清除体内过多的水分和代谢废物,在一些药物的辅助下,维持正常的血压、合适的血红蛋白水平及水、电解质和酸碱平衡。如果是慢性肾功能衰竭,透析之后肾功能也不可能恢复正常,血肌酐只是稳定到一定水平,在这一水平下患者身心安泰、食欲良好,能和正常人一样生活、工作、学习。

正常肾脏分泌的促红细胞生长素和 1,25-二羟维生素 D 等生物活性物质,透析是不能产生的。另外,正常肾脏在激素平衡中起的作用,透析在此方面的作用也非常有限。

因此透析患者不仅要按照医嘱进行透析,还要在医师的指导下控制饮食和饮水,学会自我管理,并养成良好的生活习惯。此外,透析不能替代一些药物的作用,透析患者须在医护人员的指导下规范用药,如降压药、促红细胞生长素,以及服用维生素 D_3 和磷结合剂等,有时还要进行支持疗法与对症治疗,只有这样透析质量才会高,透析的时间才会长,生活质量才会高。

第五节　什么是腹膜透析? 腹膜透析有哪些优点?

① 什么是腹膜透析?

腹膜透析是利用人体自身的腹膜作为透析膜,通过灌入腹腔的透析液与腹膜另一侧的毛细血管内的血液进行溶质和水的交换,清除体内潴留的代谢废物和过多的水分,同时通过透析液补充机体所必需的物质。通过不断地更新腹膜透析液,达到肾脏替代或支持治疗的目的。

进行腹膜透析时,腹腔内腹膜一侧是含废物和多余水分的血液,另一侧是"干净"的腹膜透析液,血液里的代谢废物和多余水分就会透过腹膜"跑"到腹膜透析液里。留置一段时间以后,我们把这些含有代谢废物和多余水分的腹膜透析液从腹腔里放出来,再灌进去新的腹膜透析液,这样循环往复,就可以不断地排出体内的毒素和多余的水分了。

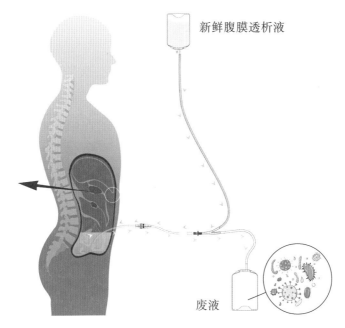

新鲜腹膜透析液

废液

腹膜透析图示

② 腹膜透析的发展历史

腹膜透析是目前治疗终末期肾脏病（尿毒症）的主要肾脏替代疗法之一。20世纪60年代,我国开始开展腹膜透析疗法治疗慢性肾功能衰竭,并取得了很好的效果;70年代开展持续性非卧床腹膜透析(CAPD),80年代CAPD治疗在国内已初具规模,90年代后,新型管路连接系统的应用使腹膜炎发生率明显降低,腹膜透析在国内得到了更广泛的发展。

腹膜透析由于安全简便、易于操作、费用较低。随着透析管路连接系统的不断更新、新型腹膜透析液生物相容性的提高,自动化腹膜透析技术的持续革新和医保制度的日趋完善,腹膜透析技术不断进步,透析患者的技术生存率和患者生存率逐年提高,接受腹膜透析的患者人数不断增多。

③ 腹膜透析的基本原理

腹膜是如何完成排毒和排水的呢？首先，腹膜上面有许许多多的小孔，像是一张天然的滤网，滤网的一侧是尿毒症患者的血液，一侧是"干净"的透析液。代谢废物从浓度高的血液中扩散至浓度低的透析液内，这个过程叫"弥散"。同时，由于腹膜透析液内含有浓度比较高的葡萄糖，它能将血液中的水分"吸"到腹腔里来，从而清除身体内多余的水分，这个过程叫"超滤"。腹膜通过弥散清除体内毒素，通过超滤排出多余的水分，代替肾脏的部分功能。弥散和超滤的过程大约经过 4~6 小时达到平衡，这时就要更换新的腹膜透析液，继续进行交换。通过定时更换腹膜透析液，腹膜透析持续进行。

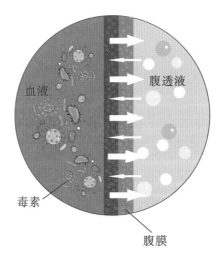

血液　腹透液

毒素

腹膜

腹膜透析原理

④ 腹膜透析的适应证有哪些？

腹膜透析适用于急、慢性肾功能衰竭，容量超负荷，电解质或酸碱平衡紊乱,药物和毒物中毒等疾病,以及肝衰竭的辅助治疗,也可进行经腹腔给药、补充营养等。

(1)慢性肾功能衰竭

腹膜透析适用于多种原因所致的慢性肾功能衰竭治疗,下列情况可优先考虑腹膜透析:①老年人、婴幼儿和儿童;②有心、脑血管疾病史或心血管状态不稳定,如心绞痛、心肌梗死、心肌病、严重心律失常、脑血管意外、反复低血压和顽固性高血压等;③血管条件不佳或反复动静脉造瘘失败;④凝血功能障碍伴明显出血或出血倾向,尤其如颅内出血、胃肠道出血、颅内血管瘤等;⑤有较好的残余肾功能;⑥偏好居家治疗,或需要白天工作、上学者;⑦交通不便的农村偏远地区患者。

(2)急性肾功能衰竭或急性肾损伤

一旦诊断成立,若无禁忌证可早期进行腹膜透析治疗,清除体内代谢废物,纠正水、电解质和酸碱失衡,预防并发症发生,并为后续的药物及营养治疗创造条件;尤其适用于尚未普及血液透析和持续性肾脏替代治疗的基层医院。需注意的是,急性肾功能衰竭多伴有高分解代谢和多器官功能障碍,因此,腹膜透析治疗的模式和剂量要进行恰当的选择和调整,保证小分子代谢产物及中分子物质充分清除。

(3)中毒性疾病

对于急性药物和毒物中毒,尤其是有血液透析禁忌证或无条件进行血液透析的患者,可考虑腹膜透析治疗。腹膜透析既能清除毒物,又能清除体内潴留的代谢产物及过多水分。

(4)其他

充血性心力衰竭、急性胰腺炎、肝性脑病、高胆红素血症等肝病的辅助治疗;经腹腔给药和营养支持。

⑤ 腹膜透析的禁忌证有哪些？

（1）绝对禁忌证

慢性持续性或反复发作性腹腔感染或腹腔内肿瘤广泛腹膜转移；严重的皮肤病、腹壁广泛感染或腹部大面积烧伤；难以纠正的机械性问题；严重腹膜缺损；有精神障碍又无合适助手的患者。

（2）相对禁忌证

腹腔内有新鲜异物如腹腔内血管假体术，右室-腹腔短路术后4个月内；腹部大手术3天内；腹腔有局限性炎性病灶；炎症性或缺血性肠病或反复发作的憩室炎；肠梗阻；严重的全身性血管病变、多发性血管炎、严重的动脉硬化、硬皮病等；严重的椎间盘疾病，腹内压增高可加重病情；晚期妊娠、腹内巨大肿瘤及巨大多囊肾者；慢性阻塞性肺气肿；高分解代谢；硬化性腹膜炎；极度肥胖；严重营养不良；其他不能耐受腹膜透析、不合作或精神障碍者。

⑥ 腹膜透析是如何进行的呢？

首先需要做一个小手术—腹膜透析置管术，把腹膜透析导管末端放入腹腔最低点，通过皮下隧道将腹膜透析导管引出体外，再连接上外接短管，通过外接短管连接腹膜透析液管路，透析液通过这些管路灌入腹腔。腹膜透析导管是腹膜透析患者的生命线，是进行腹膜透析治疗的前提条件，导管功能的良好与否决定腹膜透析是否能够顺利进行。腹膜透析置管方法有外科手术切开法、经皮穿刺法和腹腔镜法，不同的置管方法各有优缺点（见下表）。

腹膜透析置管方式优缺点

手术方式	优点	缺点
外科手术切开法	目前最常用的腹膜透析置管术,在局部麻醉、直视下操作,解剖结构清楚,损伤和出血的风险较小,操作中病人与医生可交流,密切配合,可将透析导管置入到位	步骤相对较多,耗时相对较长,过早开始透析,可能出现渗漏
经皮穿刺法	操作简单,耗时短,局部麻醉,创伤小,操作置管后可尽早进行腹膜透析	非直视下操作,腹壁血管及腹腔脏器损伤可能,最好有影像学的引导
腹腔镜法	借助腹腔镜,全程操作可视化,更加直观、准确,更适用于腹膜透析管复位、剥离包裹的大网膜及有腹部并发症的患者	全身麻醉状态下手术,对患者心肺功能等要求高,技术要求较高,依赖特殊仪器和设备,且费用相对昂贵

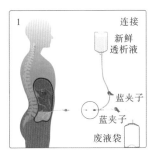
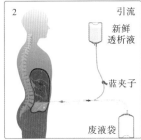
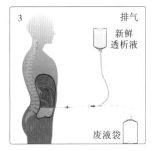
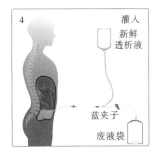
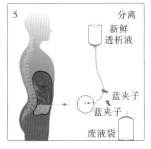

腹膜透析进行过程

第六节 腹膜透析的方式有哪些?

腹膜透析有多种透析方式,根据患者的临床表现,如尿毒症毒素蓄积症状、容量状态、营养状态,并结合患者腹膜转运特性、尿素清除指数、肌酐清除率和残余肾功能等指标选择不同的透析方式。

目前腹膜透析方式主要包括:持续非卧床腹膜透析(CAPD)(手工操作)、自动化腹膜透析(APD)(机器代替手工操作)。APD的模式包括间歇性腹膜透析(IPD)、夜间间歇性腹膜透析(NIPD)、持续循环腹膜透析(CCPD)、潮式腹膜透析(TPD)和日间非卧床腹膜透析(DAPD)等。

① 持续非卧床腹膜透析

持续非卧床腹膜透析每天交换透析液 3～5 次,每次使用透析液 1.5～2 升,透析液白天在腹腔内留置 4～6 小时,晚上留置 10～12 小时。白天患者只在更换透析液的短暂时间内不能自由活动,而其他时间患者可自由活动或从事日常工作,一天 24 小时内,患者腹腔内基本上都留有透析液,透析持续进行。目前是手工操作的最主要模式。

② 自动化腹膜透析

自动化腹膜透析是使用自动化腹膜透析机完成腹膜透析操作。患者一般晚上进行治疗,白天工作、学习或参与社交活动,提高了生活质量,使患者重返社会,为社会、家庭创造价值。减少腹膜透析手工换液次数,减少了操作过程中可能出现的污染,可以减低腹膜炎的发生。另外一些特殊的人群比如肥胖的患者可以达到更好的透析充分性。

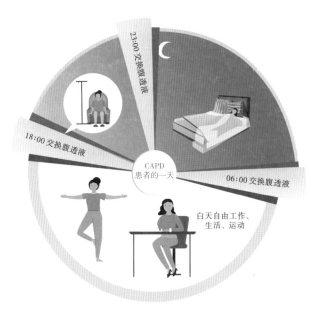

CAPD 患者的一天

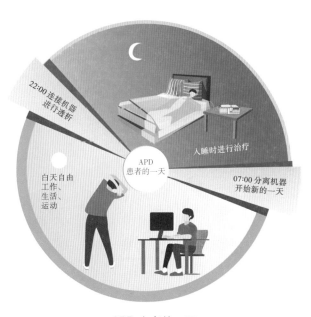

APD 患者的一天

第七节　什么是自动化腹膜透析

自动化腹膜透析用机器代替手工操作,更方便,并且能达到更好的透析效果,随着人民生活水平的提高,对高质量生活追求的提高,越来越多的患者选择自动化腹膜透析治疗。

① 什么类型的患者适合自动化腹膜透析治疗?

①有求学、工作需求的人群,白天无法进行多次换液者;②高转运及高平均转运腹膜特性者;③无尿患者;④大体型患者;⑤小儿患者,包括新生儿;⑥无助手但需要帮助的患者;⑦新置管需紧急透析的患者;⑧有疝气、多囊肾病史等需要小剂量透析患者。

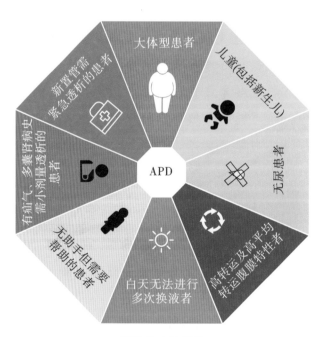

APD 的人群应用

② 自动化腹膜透析是如何进行的？

　　患者夜间休息或临睡前,将腹透管与机器相连,设定好程序,机器将在患者睡觉时自动进行液体的灌入与引流;早晨治疗完毕,将管路与机器分离,患者就可以进行正常的生活和工作了。

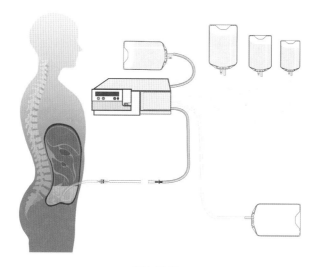

灌入阶段

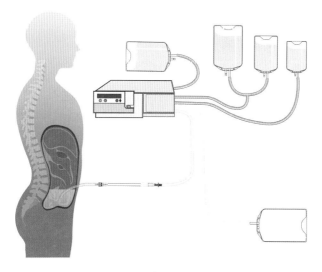

留腹阶段

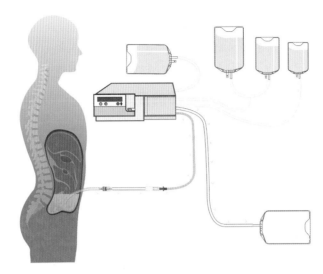

引流阶段

③ 自动化腹膜透析的优点有哪些？

自动化腹膜透析的优点：①方便、容易操作且能使患者生活质量提高；②可以帮助腹膜透析患者解决长期治疗上的技术问题，特别是针对某些特殊患者，如残余肾功能进行性下降时，可以采用加大透析剂量，实现充分透析和改善生活质量；③利用患者整晚的休息时间自动进行腹膜透析，故白天患者及助手可不受任何约束地安排日常活动或参加力所能及的工作，使患者重返社会，获得社会认同感，实现自我价值，减轻患者经济负担及精神压力，显著改善抑郁焦虑状态，为社会、家庭创造价值；④用机器代替手工操作，可定时自动进行液体更换，通过减少不必要的操作流程，降低感染风险。

④ 使用自动化腹膜透析的注意事项有哪些？

自动化腹膜透析是一种方便又安全的透析方式，只要注意配合以下事项，就能安心拥有优质的透析生活。

①爱惜使用机器并维持清洁;②遵守标准操作流程进行操作;③不可重复使用卡匣式管组和碘伏帽等一次性消耗品;④无特殊情况,不要中途停止治疗;⑤不自行更改透析处方;⑥有任何问题,随时与医护人员联系。

第二章 居家腹膜透析

第一节 了解腹膜透析装置

腹膜透析装置包括腹膜透析导管、外接短管、螺旋帽钛接头、腹膜透析液系统。在腹膜透析换液操作时还会用到管路夹及碘液微型盖。

① 腹膜透析液系统

腹膜透析液系统是双联双袋连接系统,由溶液袋、引流袋和 Y 型管路组成。这种连接系统让液体尽可能少的接触空气,减少腹膜炎的发生。

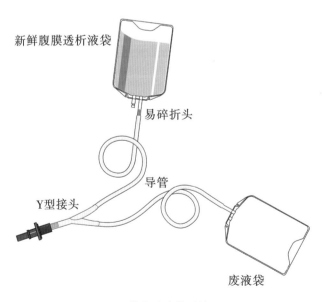

新鲜腹膜透析液袋

易碎折头

导管

Y型接头

废液袋

双袋腹透连接系统

② 腹膜透析导管

腹膜透析导管是腹膜透析患者的"生命线"。一般为硅胶管,硅胶材质柔韧性好,组织相溶性好。目前常用的腹膜透析导管带有两个涤纶套,可以和人体组织紧密结合,起到固定导管、防漏液及减少感染的作用。导管腹内段有很多针尖大小的侧孔,可以更好地引流腹膜透析液。只要进出液顺利,腹膜透析导管无须定期更换,平时要注意保护这条生命线,如避免损伤导管,避免使用含酒精消毒液护理出口处,预防腹膜炎及外出口处感染等。

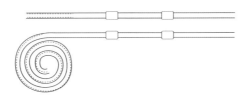

腹膜透析常用导管

③ 腹膜透析外接短管

外接短管用来连接腹膜透析导管与腹膜透析液管路,外接短管需4~6个月更换一次,如有破损或开关失灵时应立即更换。短管的任何一个部位都不需要用消毒剂擦拭,不恰当的擦拭会使蓝色开关或管路出现裂纹。

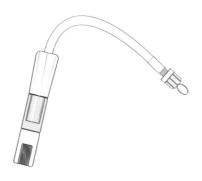

腹膜透析外接短管

④ 腹膜透析螺旋帽钛接头

螺旋帽钛接头将腹膜透析导管和外接短管密闭连接,为纯钛材质,不易被腐蚀,患者做核磁共振等检查也不受影响。

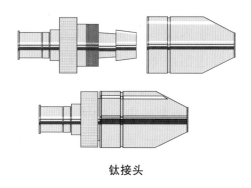

钛接头

⑤ 碘液微型盖

每次换液结束后都要使用一个新的碘液微型盖保护外接短管的端口,最大程度降低了感染的发生,用后即废弃,严禁重复使用。

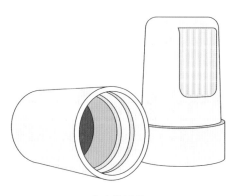

碘液微型盖

⑥ 腹膜透析管路夹

腹膜透析管路夹是换液过程中用来夹闭管路的夹了,被习惯性地称为"蓝夹子"。蓝夹子的弹性非常好,建议打开保存,可以一直用到弹性消失或者断裂。在夹闭管路时,一定要把管路嵌入凹槽内,避免夹闭不紧密。

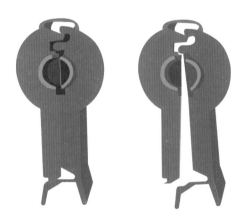

腹膜透析管路夹

第二节 腹膜透析液有哪些种类?

腹膜透析液是腹膜透析的重要组成部分,其主要成分有渗透剂、缓冲液、电解质。目前临床常用的腹膜透析液是葡萄糖腹膜透析液,还有艾考糊精腹膜透析液、低葡萄糖代谢产物(GDPs)腹膜透析液、氨基酸腹膜透析液等,组成成分见下表。表中所列腹膜透析液钙离子浓度均为1.75毫摩尔/升。有些腹膜透析液的钙离子浓度为1.25毫摩尔/升。

目前临床常用的腹膜透析液组成成分

成分	葡萄糖腹膜透析液			艾考糊精腹膜透析液	低GDPs碳酸氢盐腹膜透析液
	1.5%	2.5%	4.25%		
Na(mmol/L)	132	132	132	132	132
Cl(mmol/L)	96	96	96	96	96
Ca(mmol/L)	1.75	1.75	1.75	1.75	1.75
Mg(mmol/L)	0.25	0.25	0.25	0.25	0.25
乳酸盐(mmol/L)	40	40	40	40	15
碳酸氢盐(mmol/L)	—	—	—	—	25
pH	5.20	5.20	5.20	5.20	7.30
渗透压(mOsm/L)	346	396	485	284	346~485
GDPs含量	+	++	+++	+	很低

注:GDPs,葡萄糖降解产物,mmol/L:毫摩尔/升,mOsm/L 毫渗透摩尔/L。

① 葡萄糖腹膜透析液

葡萄糖腹膜透析液是应用最早、使用最为广泛的透析液,其渗透剂为葡萄糖,按照葡萄糖浓度分为 1.50%、2.50%、4.25% 3 种。不同葡萄糖浓度的腹膜透析液清除水的能力不同,一般来说,葡萄糖浓度越高,其清除水的能力越强。

患者可以通过拉环、腹膜透析液外箱封条的颜色来分辨葡萄糖浓度,如百特腹膜透析液。(见下图)

根据腹膜透析液中钙离子浓度可分为钙浓度 1.25 毫摩尔/升和钙浓度 1.75 毫摩尔/升。医生会根据患者病情及钙磷代谢情况选择合适钙浓度的腹膜透析液。

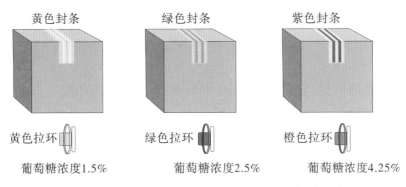

1.50%、2.50%、4.25%腹膜透析液拉环与外箱封条颜色

② 艾考糊精腹膜透析液

艾考糊精腹膜透析液是以7.5%艾考糊精为渗透剂,艾考糊精为葡萄糖聚合物,基本不被腹膜吸收,故其留腹时间可较长,且仍可保持较好的超滤能力,对血糖和血脂影响较小。其适用于腹膜超滤功能衰竭、腹膜功能为高平均转运或高转运、糖尿病、容量负荷较重等状况。

③ 低葡萄糖代谢产物腹膜透析液

低葡萄糖代谢产物腹膜透析液是利用双袋将缓冲剂和葡萄糖分别消毒,并分隔包装,使高浓度葡萄糖处于低 pH 值环境(2.8 ~ 3.2),可以减少对人体有害物质的产生,并且使腹膜透析液更符合人体生理状态。

④ 氨基酸腹膜透析液

氨基酸腹膜透析液以氨基酸为渗透剂,它可预防和纠正腹膜透析患者的营养不良,减少糖脂代谢紊乱的发生。适用于合并营养不良或糖尿病的腹膜透析患者。

第三节 如何准备腹膜透析操作环境？

腹膜透析操作时需要洁净、干燥和光线充足的环境。

① 房间要求

最好有单独的腹膜透析操作空间，若没有这样的空间，请选家里人员流动最少的地方，如书房或居住的卧室，而且要保证通风良好、光线充足，房间内不允许有宠物及花草。

② 空气要求

（1）房间每天通风。

（2）空气消毒　每天紫外线消毒2次，每次30分钟。

（3）避免尘埃飞扬　换液操作时要做到关闭门窗，停止使用电风扇及空调，停止无关人员走动。

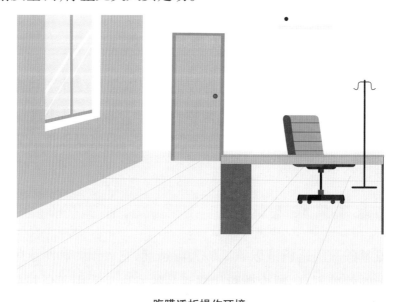

腹膜透析操作环境

③ 清洁要求

腹膜透析操作间使用的家具、用物尽量简单,用含氯消毒剂(500 毫克/升)湿式清洁桌面及地面,毛巾或拖把应定期清洗、晾干备用。

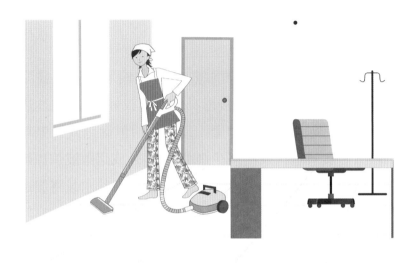

清洁环境

④ 注意事项

腹膜透析操作间内避免养花草,严禁动物进入,不存放过多杂物、不用地毯等。

第四节 如何准备腹膜透析所用物品?

腹膜透析患者可以居家进行换液操作,那到底需要准备哪些腹膜透析物品呢?

① 腹膜透析液的购置与储存

（1）按照平时用量，提前1周左右购买下个月的腹膜透析液。

（2）腹膜透析液堆放不能超过5层，放置在无腐蚀性气体、阴凉、干燥、通风良好、清洁的环境中，避免日晒和潮湿环境。

② 腹膜透析液加热

腹膜透析液必须使用干式加热法，加热时不能撕开或除去外袋，温度一般控制在37 ℃，以接近身体温度较好，过凉或过热会造成腹痛、腹膜受损，危害身体健康。最好采用恒温包或恒温箱进行加热。严禁将腹膜透析液浸泡在热水中加热，或用微波炉加热。

如果停电不能使用恒温箱加热，建议用两个热水袋将腹透液夹放在中间，通过热传导进行加热。

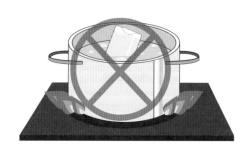

严禁热水浸泡及蒸煮

❸腹膜透析患者居家透析所需物品

患者居家腹膜透析所需物品如下：

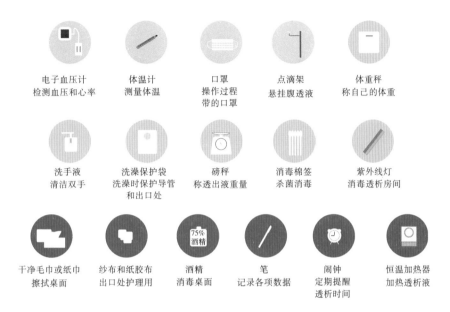

电子血压计
检测血压和心率

体温计
测量体温

口罩
操作过程
带的口罩

点滴架
悬挂腹透液

体重秤
称自己的体重

洗手液
清洁双手

洗澡保护袋
洗澡时保护导管
和出口处

磅秤
称透出液重量

消毒棉签
杀菌消毒

紫外线灯
消毒透析房间

干净毛巾或纸巾
擦拭桌面

纱布和纸胶布
出口处护理用

酒精
消毒桌面

笔
记录各项数据

闹钟
定期提醒
透析时间

恒温加热器
加热透析液

腹膜透析患者居家透析所需物品

第五节 如何正确洗手？

在每次换液前一定要洗手，洗手能去除手上的大部分细菌，减少感染的发生。

(1)洗手时用具有抗菌成分的洗手液和清洁的流动水进行清洗。特别注意清洗手指间和指甲缝，每次洗手时间应达3 min，最后用清水把手彻底冲洗干净，并用一次性纸巾把手彻底擦干。

（2）洗手的步骤如下：

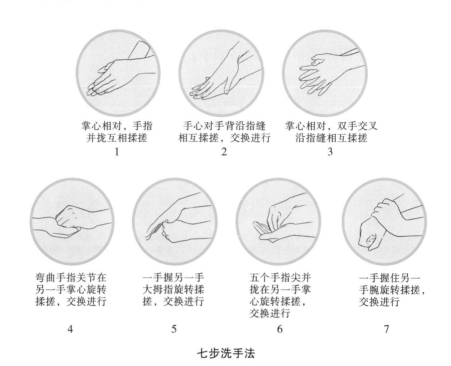

掌心相对，手指
并拢互相揉搓
1

手心对手背沿指缝
相互揉搓，交换进行
2

掌心相对，双手交叉
沿指缝相互揉搓
3

弯曲手指关节在
另一手掌心旋转
揉搓，交换进行
4

一手握另一手
大拇指旋转揉
搓，交换进行
5

五个手指尖并
拢在另一手掌
心旋转揉搓，
交换进行
6

一手握住另一
手腕旋转揉搓，
交换进行
7

七步洗手法

注意：洗手后不要触摸任何物品，直到开始腹膜透析换液操作。如果碰触到其他物品，在开始换液前应重新洗手和擦干。手虽然干净了，但并不是无菌的，在换液的过程中，如果手不小心碰到了管路接头，这些地方就被污染了，必须停止换液，关闭连接短管，换上一个新的碘液微型盖，立即联系腹透中心医护人员进行处理。

第六节　如何进行无菌操作？

腹膜透析换液操作中无菌操作非常重要，可以防止感染的发生。

（1）换液的地方应该洁净、干燥和光线良好，避免因视线不清造成的意外感染，紫外线灯消毒可以减少空气和周围环境中的细菌数量。

（2）每次换液时必须遵循正确的操作步骤，注意不要污染无菌的物品。换液操作时戴上口罩，口罩应遮住口、鼻部，以防口腔和鼻腔里的细菌在更换透析液时通过空气污染管路及接头。

（3）正确洗手是十分重要的，我们的手上每时每刻都有细菌，特别是指甲缝和手指之间，因此洗手最好使用有抗菌成分的洗手液。认真用七步洗手法洗手可以减少手上细菌的数量，减少感染的机会。

（4）认真对出口处进行护理，减少出口处皮肤细菌的滋生。

（5）人体消化道内正常情况下都有细菌存在。便秘或腹泻的时候，这些细菌可能穿过肠壁进入腹腔而引起腹膜炎。平日注意饮食中增加富含纤维素的食物，保持适量运动，避免便秘的发生，同时注意饮食卫生，避免腹泻的发生。

第七节　如何进行腹膜透析换液操作前准备？

进行腹膜透析换液操作前需要准备好所需环境及物品。

（1）加温腹膜透析液

把透析液加温到接近体温的 37 ℃，这样灌液的时候会比较舒适。最好用恒温加热装置来加热，这样既安全又能保证液体均匀加热和不被污染。

（2）清洁桌面及地面

用含氯消毒剂（500 毫克/升）湿式清洁桌面及地面，毛巾或拖把应定期清洗、晾干备用。

（3）备齐换液所需物品。

（4）洗手、戴口罩。

（5）检查腹膜透析液

①有无渗漏（以挤压方式检查）；②浓度及容量是否正确；③是否在有效期内。

(6)撕开外包装袋,检查①管路中有无液体;②腹膜透析液是否清澈、是否有絮状物及杂质;③接口拉环有无脱落;④绿色易碎折头是否被折断。

第八节　如何进行腹膜透析换液操作?

腹膜透析换液操作相对比较简单,它就是将一袋新鲜的腹膜透析液灌入腹腔,经过3~4 h后引流出来,再灌入一袋新鲜的腹膜透析液,循环进行,不影响正常的工作和生活。那么如何规范地进行腹膜透析换液操作呢?

① 准 备

(1)环境

清洁、干燥,光线充足,适合无菌操作,关闭门窗、风扇或空调;清洁操作台。

(2)物品准备

已预热至37 ℃的腹膜透析液、碘伏帽、2个蓝夹子、输液架或其他高架子以便悬挂腹膜透析液,避免接触剪刀等利器。

(3)洗手、戴口罩,检查透析液外包装(透析液浓度、温度及有效期),撕开透析液外袋,并轻柔分离开废液袋和管路,检查接口拉环、管路、易碎折头和透析液袋是否完好无损,并挤压透析液袋,观察是否有渗漏。观察腹膜透析液是否澄清透明。

(4)取出外接短管,检查并确保开关处于关闭状态。

② 连 接

连接外接短管和腹膜透析液管路的方法有两种,在不污染接头及管口的原则下,可以根据患者的习惯采用。

方法一：

五步连接法：一"抓"、二"夹"、三"拉"、四"拧"、五"接"。

（1）一"抓"

拇指与食指抓住短管，管口略向下倾斜，手放平，固定不动。

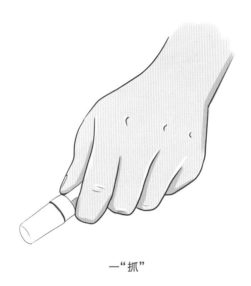

一"抓"

（2）二"夹"

将双联系统接口处夹在中指与无名指之间，双联系统管道置于短管下方。

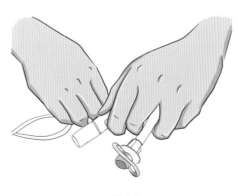

二"夹"

（3）三"拉"

将食指伸入接口拉环内用力向外拉开。

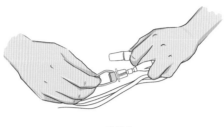

三"拉"

（4）四"拧"

将短管上的碘伏帽拧开并弃去。

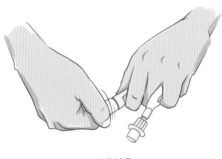

四"拧"

（5）五"接"

另一只手从下方绕过抓住双联系统管道接口,再绕回来将双联系统与短管连接起来,连接时短管口应稍朝下,旋拧双联系统接口至短管完全密合。

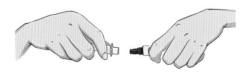

五"接"

方法二：

（1）用一只手的拇指和食指抓握好短管，将双联系统Y型管上的接口拉环套在小拇指上。

（2）另一只手先取下短管上的碘伏帽弃去，然后将双联系统Y型管的拉环拉下握紧，注意手不要碰触短管外口和Y型管上的接口。

（3）迅速将双联系统与短管相连，拧紧。连接时短管管口朝下，注意不要牵拉短管以免损伤外出口。

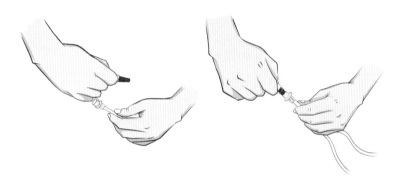

双联系统管道与外接短管的连接过程

③ 引流

（1）把腹膜透析液悬挂在输液架或高架子上，用蓝夹子夹闭入液管路，将废液袋放在低垂位置，置于地面清洁的盆内。

（2）打开短管开关，将腹腔中的液体引流到废液袋里，注意观察引流液速度、性质、颜色、量。

（3）引流完毕后关闭短管开关，用另一个蓝夹子夹闭出液管路。

④ 冲洗（排气）

（1）确定短管开关是处于关闭状态。

（2）将透析液袋的易碎折头折断。

（3）打开出液管路上的蓝夹子可以看到新鲜的腹膜透析液流到废液袋里，大概5秒钟管路中气体排尽后，用蓝夹子夹闭出液管路。

⑤ 灌注

（1）打开短管开关，开始灌注，观察灌注速度。

（2）灌注结束，关闭短管开关。

（3）用蓝夹子夹闭入液管路。

⑥ 分离

（1）检查碘伏帽的有效期及包装有无破损。

（2）有字的一面朝上，撕开碘伏帽的外包装备用。

（3）将短管朝下与双联系统分离。

（4）确定碘伏帽内海绵有碘伏浸润，旋拧碘伏帽盖与外接短管完全密合。

（5）称量透出液并做好记录。

（6）丢弃使用过的物品。

第九节　换液后需要做的事情有哪些？

腹膜透析操作前及操作中的各项要点非常重要，换液操作后需要做的事情也必不可少。

① 检查透出液

正常情况下引流出来的透析液是淡黄色透明的液体,偶尔会有一些白色棉絮似的线条样物浮在里面,这些絮状物叫作纤维蛋白,少量的纤维蛋白是正常现象,不必担心。如果透出液浑浊不透明,或呈血性,应该保留腹膜透析液并且报告给医护人员。

② 准确称量腹膜透析液

(1)整袋灌入的称量方法

1)将电子秤放在干净平稳的桌面上,按"开关"键,秤上放干净小筐,再按"清零"键。

2)按操作规范检查腹膜透析液,撕去外包装并丢弃。

3)灌入量称量及记录:将腹膜透析液、引流袋(空袋)和2个蓝夹子一同放入小筐内称量,读出数值,将数值记录到透析记录本灌入量一栏。

4)引流量称量及记录:按规范操作透析完毕后,将引流袋,灌入后的空袋和2个蓝夹子一同放入小筐内称量,读出数值,将数值记录到透析记录本的引流量一栏。

5)计算超滤量:超滤量=引流量-灌入量。

(2)不是整袋灌入的称量方法

1)将电子秤放在平稳干净的桌面上,按"开关"键,秤上放干净小筐,再按"清零"键。

2)按操作规范检查腹膜透析液,撕去外包装并丢弃。

3)将腹膜透析液袋(不包括引流袋和管路)放入小筐内称重,并记录数值①在草纸上(注意不要污染拉环)。

4)按正规操作直至透析完毕,将灌入袋中剩余的液体称重并记录数值②在草纸上。

5）灌入量计算：灌入量＝数值①－数值②，将计算结果记录在透析记录本的灌入量一栏。

6）引流量计算：将引流袋放入小框内称重，并将数值记录在透析记录本的引流量一栏。

7）计算超滤量：超滤量＝引流量－灌入量。

第十节　如何合理安排腹膜透析换液时间？

为了让患者更好地回归社会及家庭，不影响正常的工作与生活，合理安排腹膜透析换液时间非常重要。

① 持续不卧床腹膜透析

持续不卧床腹膜透析是目前我国绝大部分腹膜透析患者选择的透析方式。通常每天手工换液 3～4 次，每次换液时间 20～30 分钟，其余时间自由活动，夜间腹腔内保留透析液。患者可以根据自己的病情，结合工作、学习、生活习惯，在腹膜透析中心医护人员的指导下选择合适的换液时间。

② 自动化腹膜透析

大部分自动化腹膜透析患者为晚上透析，白天干腹或白天进行 1～2 次换液，患者也可选择白天进行自动化腹膜透析治疗，治疗时间的选择需要在医护人员的指导下，结合患者的工作、学习、生活习惯等具体情况。

第三章　保护导管出口

第一节　什么是腹膜透析管路？

腹膜透析管路包括腹膜透析导管、外接短管和钛接头。腹膜透析导管是一条柔韧、可弯曲的导管，在患者行腹膜透析治疗前，医生通过手术，将它插入患者的腹腔内，导管一端放在腹腔的最低处，另一端露在腹腔外，只要保护得好，它可以长期使用；与它相连接的是带有旋钮开关的"外接短管"，外接短管一般6个月更换一次；两条导管之间通过一个金属接头（钛接头）连接，它们三者共同组成腹膜透析的管路，换液时操作都是在外接短管末端进行的。它们也是使腹膜透析顺利进行的"生命线"，需要好好保护。

第二节　什么是腹膜透析导管的出口处和隧道？

"出口处"就是指腹膜透析管从腹腔经过腹壁钻出皮肤的地方；"隧道"是指腹膜透析管在腹壁"经过"的一个通道，用手摸一摸，你会在手术切口和导管出口处之间摸到一段大约10厘米长的一段弯曲的管子，这个位置就是"隧道"。

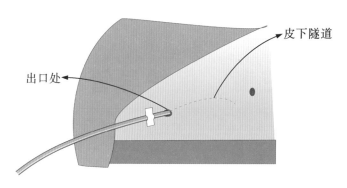

腹膜透析导管出口处及皮下隧道

第三节 如何进行出口处护理?

导管出口处护理是腹膜透析操作常规中非常重要的部分。规范的出口处护理可以避免感染和延长导管使用寿命。出口处护理俗称"换药",目的是为了保持腹膜透析出口处及隧道口清洁,防止皮肤细菌的滋生,减少出口处感染的机会,进而避免出口处感染、隧道炎和腹膜炎的发生。

① 出口处处理的频率

(1)早期出口处

腹膜透析管置入不满 6 周,出口处处于愈合期。

1)术后 1 周内敷料完好,无分泌物,可不更换敷料。

2)术后 1 周以上,6 周以内常规护理每周换药 2 次。

3)被血或液体渗透,以及敷料脱落应及时更换。

(2)长期出口处

腹膜透析管置入超过 6 周。

1)出口愈合良好,建议至少每周换药 2 次。

2）淋浴后立即换药。

3）出口感染时每日至少换药 1 次。

② 出口处护理流程

（1）他人换药时,患者可取仰卧位,如果患者自己换药,可以取坐位。

（2）准备好换药需要的物品：口罩、无菌纱布、无菌棉签、纸胶带、碘伏、生理盐水。

（3）关上门窗和风扇,保持换药环境干燥清洁。

（4）换药者和被换药者都需要戴上口罩。

（5）换药者按照七步洗手法洗手。

（6）取下伤口上的旧纱布。注意：如果纱布和伤口上的痂皮粘在一起,不要使劲拉扯,可以用无菌棉签蘸一些生理盐水浸湿纱布粘连的地方,浸湿后就可以顺利取下纱布了。

（7）仔细观察出口处情况,进行评估（出院前腹膜透析护士会培训怎么进行评估）。

（8）换药者再一次洗手。

（9）用无菌棉签蘸生理盐水以出口为中心擦洗,范围 1 厘米。一次使用一支棉签,如有结痂,应用生理盐水将其软化,之后用棉签轻轻剥掉,严禁强行撕掉结痂,以防损伤出口。

（10）用无菌棉签蘸碘伏,消毒出口 1 厘米以外皮肤,由里向外环形擦洗,范围 4 厘米,一次使用一支棉签。切忌用消毒过周围皮肤的棉签再消毒出口,注意消毒剂不要流进出口,不要沾染导管。

（11）用干的无菌棉签轻轻蘸干消毒剂或让消毒剂自行风干。

（12）用新的无菌纱布或外科敷料覆盖出口。

（13）导管出口用无菌纱布或无菌敷料覆盖,不要用力拉扯腹膜透析管。

（14）换药结束，记录出口处情况。如有异常情况除了记录之外，还要及时报告医生。

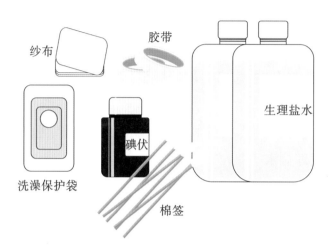

纱布　胶带　生理盐水

洗澡保护袋　碘伏　棉签

腹膜透析导管出口处护理所用物品

③ 出口处护理注意事项

（1）保持外出口清洁干燥

敷料被血或液体渗透时，应及时更换。

（2）避免损伤外出口

避免出口处摩擦、过度牵拉导管、挠抓或刮伤出口、锐器等物品靠近导管。

（3）痂皮的处理

不要强行撕扯痂皮，可用无菌棉签蘸生理盐水浸湿泡软后，慢慢取下。

（4）正确选择胶布和消毒剂

避免由于胶布或其他消毒剂引起的皮肤刺激或过敏。

（5）沐浴

术后6周拆线后，出口处在洗澡保护袋保护下可进行淋浴，切忌盆浴。淋浴后应立即进行一次出口处护理。

（6）使用足够大的外科纱布或敷料覆盖伤口,不建议使用透明敷料。

（7）术后敷料更换由有经验的腹膜透析护士进行操作。

（8）术后如无渗血、渗液等情况,可5~7天换药1次。

第四节 出口处感染了怎么办?

① 什么是出口处感染

出口处感染定义为出口处红斑、硬结和/或触痛,有脓性分泌物。

② 出口处感染有哪些表现?

导管出口处皮肤发红、肿胀、疼痛、出现脓性分泌物、周围皮肤结痂,出现肉芽等。一旦出口处出现脓性分泌物即可诊断为出口处感染。

③ 可能导致出口处感染的原因有哪些?

（1）出口处周围未保持干燥。

（2）留长指甲,指甲挠抓出口处易引起皮肤感染。

（3）未妥善固定导管,造成导管牵拉、软组织损伤。

（4）出口处私自涂抹爽身粉或一些药物。

（5）细菌定植,金黄色葡萄球菌和铜绿假单胞菌是最常见且严重的致病菌。

④ **发生出口处感染了应该怎么办?**

发现出口处感染应加强换药,及时和医护人员联系,应及时到腹膜透析专科门诊进行评估与治疗,在医生的指导下用药。医护人员一般会这样进行处理:

(1)送检局部分泌物涂片及培养。

(2)对出口处局部清创。

(3)对出口处进行消毒。

(4)局部应用抗生素软膏,口服敏感的抗生素。

(5)导管出口处用透气性敷料妥善固定,顺应导管自然走向进行固定。

⑤ **如何预防出口处感染?**

(1)始终保持出口处局部清洁干燥。

(2)坚持按要求进行出口处护理。

(3)及早发现异常情况,并及时处理。

(4)改善营养状态,如果血糖高应控制好血糖。

(5)勿在出口处用爽身粉。

(6)勿使用酒精或酒精制剂消毒出口处。

(7)勿擅自使用软膏或其他药物等。

⑥ **你会自己评估出口处吗?**

理想状态下,检查出口处时应在明亮的光源下,观察局部特征,通过"一看、二按、三挤压"的方法评估出口处。

一看:轻提导管,看出口处周围的颜色及范围,有无结痂和肉芽组织,上皮组织生长情况。

二按:用手指沿隧道按压至出口处,看有无疼痛。

三挤压:沿皮下隧道方向由内向外挤压,看出口处有无分泌物渗出,观察分泌物性状。

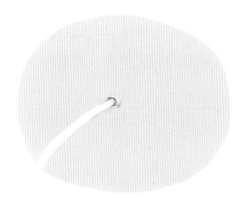

腹膜透析导管正常出口处

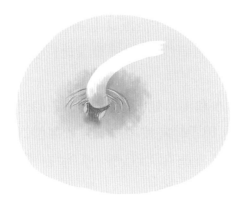

腹膜透析导管出口处感染

注:出口处出现疼痛、红肿,有脓性或血性引流物和肉芽组织。

第五节　什么是隧道感染？

隧道感染表现为隧道走行处的红斑、硬结或触痛，病原微生物可呈阳性或阴性，通常伴出口感染，很少单独发生。临床表现隐匿。一旦出现隧道感染，要及时和医护人员联系并处理。

第六节　腹膜透析患者如何洗澡？

① 洗澡前

（1）准备洗澡需要的物品：清洁剂（如不含酒精的碘液或2%洗必泰溶剂）、一次性洗澡保护袋、无菌纱布、胶布、干净的毛巾、1包无菌棉签、具有抗菌成分的沐浴液、1块淋浴海绵或小方巾。

（2）取下出口处的旧纱布，保持腹膜透析管和连接短管固定在原处。

（3）检查旧纱布和出口处，观察有无感染的迹象。

（4）清洁双手，用手轻轻按压皮下导管部位，正常应无触痛。

（5）检查出口处皮肤有无红、肿、痛、渗血或脓液，如有则需联系腹透中心医护人员进行诊治。

（6）观察导管是否破裂并用洗澡保护袋固定导管。

② 洗澡时

（1）像平时一样全身淋浴，用干净的水从上至下淋浴，不能盆浴，不能将出口处浸泡到水里。

（2）清洗出近口处周围皮肤时，用手指将少量含抗菌成分的沐浴液轻柔地循环涂抹出口处周围皮肤（洗澡保护袋以外皮肤），环形由里向外涂抹。沐浴液或抗菌皂要和家人分开,不能混用,避免交叉感染。

（3）彻底冲洗全身及洗澡保护袋外周围皮肤（切勿用花洒直接将水喷射于导管出口处）。

（4）用干净的毛巾先轻轻擦干洗澡保护袋周围皮肤,然后擦干全身,穿衣。

❸ 洗澡后

（1）沐浴后到换液操作间进行出口处护理,去掉洗澡保护袋后,观察出口处及导管接口处有无进水,进行一次出口处护理。

（2）用无菌纱布覆盖出口处,并用胶布固定,妥善固定导管。

（3）护理结束,整理物品并洗手。

（4）记录出口处情况,如有异常及时告知腹透医生或护士。

第四章　维持容量平衡

第一节　为什么要控制水的摄入？

肾脏是人体排水的主要器官,正常人的肾脏能自动保持水的平衡,也就是摄入多少就能排多少。腹膜透析患者,摄入的水分不能完全靠肾脏排出,还需要透析排出一部分。

如果患者没有尿,需要全部靠腹膜透析排水,这时就需要维持摄入水分和排出水分的平衡。如果摄入的水分超过排出的水分,水就会在体内潴留,长时间会引起水肿、高血压、体重增加,甚至心衰危及生命。

第二节　什么是容量过多？

容量过多是指身体内有多余的水分。腹膜透析患者如果不能很好控制水盐的摄入,就容易出现容量过多,主要表现为体重增加、水肿、高血压、呼吸困难、憋气等。

第三节　如何判断容量过多

患者可以通过以下症状来判断是否存在容量过多。

① 水肿

当用手指按压身体发现凹陷,尤其是下肢,踝部和足部,就提示身体有明显水肿了,可能容量过多了。

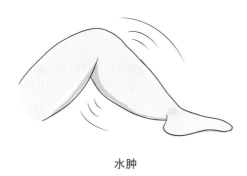

水肿

② 体重增长过快

腹膜透析患者短期内体重增长过快,不是患者变胖了,而是身体内水多了。

③ 高血压

血管内水分过多可引起高血压,通过规律监测血压,可以发现是否存在血压升高。

④ 呼吸困难

体内过多的水分可能积聚在心脏和肺部,引起呼吸困难。

⑤ 憋气

患者出现容量过多时,心脏负担加重,会感到气短,空气不够用,长吸气,夜间不能平躺等。

第四节 容量过多了怎么办

当患者出现容量过多时,一定要及时采取措施处理,以免发生严重并发症。

① 限制水、盐的摄入

水、盐摄入过量是导致水肿的主要原因,严格控制水、盐摄入至关重要。

(1)水分的摄入量应根据每日尿量和超滤量而定。

1)摄入的水除了饮用水、牛奶、茶等,还应包括一切含水量多的食物,如汤、粥、汤面、果汁、水果、含水分较多的蔬菜(如冬瓜)等。

2)建议饮水方法:每天进水用固定的有刻度的水杯盛放并分次饮用。口渴时,可在口里含一粒小冰块,让冰块慢慢融化。

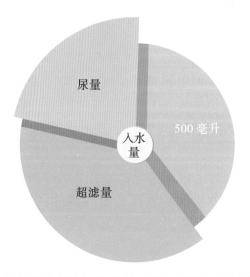

在容量平衡的状态下,入水量=尿量+超滤量+500毫升

（2）控制盐的摄入

盐的主要成分是钠,血钠水平过高会加重水分在身体内的潴留,使体重增加、身体水肿、血压升高、气短,所以控制盐的摄入很重要。

减少盐摄入的方法如下。

1）少吃腌制食品:咸肉、咸鱼、咸菜、咸蛋、酸菜等。

2）用量具控制用量:日常饮食每天摄入盐在 6 克以内,如出现水肿或血压升高则每天摄入盐应控制在 3 克以内,加盐时可用量具控制盐的用量。

3）每天尽量在家做饭:减少吃快餐,炒菜时起锅再放盐。

4）不吃咸味主食:花卷、椒盐饼、咸味烧饼、拉面、咸味面包等加盐的主食。

5）少吃咸味零食:薯片、瓜子、蜜饯、咸鱼片、锅巴、火腿肠等零食。

6）可添加天然香料:姜、葱、蒜、胡椒、花椒、香菜等。

7）勿食用低钠或无钠盐,以免出现高血钾。

② 增加水的清除

（1）增加超滤量,如增加腹膜透析液的浓度,缩短留腹时间,增加透析剂量等,这些需在医护人员指导下进行。

（2）若每日尿量大于 100 毫升,可通过使用利尿剂增加尿量排出。

（3）通过其他排水的方法,如运动出汗,保持大便通畅,通过大便排水等。

第五节　如何预防容量过多

容量过多可以引起多种并发症,甚至危及生命,需要我们及时预防。

(1)限制水、盐摄入。

(2)目标体重管理:医生会给患者制定目标体重,也就是保持容量平衡的一个目标,患者可以在一段时间内努力达到这个体重目标,并保持体重稳定在这一水平。

(3)规律腹膜透析,做好居家透析记录。

按照医嘱规律透析,每天记录超滤量,尿量,监测血压、体重的变化,及时调整透析方案,若体重在短期内明显增加,就要引起重视,必要时联系腹膜透析中心进行处理。

(4)规律的复诊及按要求进行化验检查评估,可以早期发现病情变化,及时处理,防微杜渐。

第六节　容量不足了,怎么办

当出汗较多、摄入减少、呕吐、腹泻或用高葡萄糖浓度腹膜透析液脱水时容易发生容量不足,具体表现包括:头晕、口渴、低血压及体重下降。容量不足也会给身体带来危害,应及时纠正。

如果出现容量不足,应增加水的摄入量,如进食稀饭、喝牛奶、果汁、开水等。减少或暂时不用高葡萄糖浓度(2.5%或4.25%)的透析液,先改用低葡萄糖浓度(1.5%)的透析液,直至体重、血压恢复正常后,再根据医生调整的方案进行腹膜透析。请注意:如果体重、血压恢复正常后,请继续做好水盐的控制,否则就很容易再次出现容量过多的现象。

第五章　腹膜炎的处理

第一节　什么是腹膜炎？

腹膜炎是指患者在腹膜透析治疗过程中,由于各种原因造成病原体侵入腹腔引起的腹腔内急性感染性炎症,是腹膜透析最常见的并发症,也是导致腹膜透析失败的常见原因之一。导致腹膜炎的因素有以下几种。

(1)接触性污染。

(2)胃肠道炎症。

(3)导管相关感染。

(4)医源性操作。

(5)机体免疫力低下等。

第二节　腹膜炎的表现、危害、病因有哪些？

① 腹膜炎的表现

(1)腹膜炎早期可出现腹痛、透出液浑浊、发热,甚至寒战等症状。

(2)腹泻、恶心、呕吐、超滤量减少等。

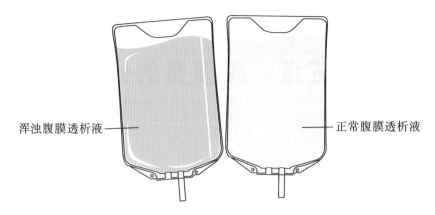

浑浊腹膜透析液 —— 正常腹膜透析液

透出液浑浊

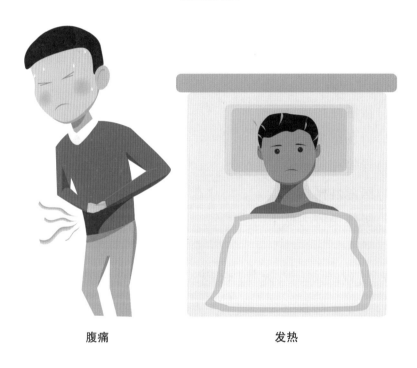

腹痛　　　　　　　　　　　　　　　发热

（3）有小部分患者症状不典型，比如表现为乏力、食欲减退等。

最常见的症状是透出液浑浊。如透出液浑浊不明显，可在透出液下放一张带字的纸张，通过腹膜透析液引流袋透明面看不清纸上的字，提示透出液浑浊。

② 腹膜炎有哪些危害？

（1）腹膜炎会损伤腹膜的微细结构，导致腹膜功能的改变，使得清除的液体和毒素减少，导致透析效率降低，甚至可能导致腹膜超滤功能衰竭而退出腹膜透析治疗。

（2）腹膜炎会导致大量蛋白质从腹腔丢失，引起营养不良。

（3）腹膜炎可能引起腹膜粘连、堵管、残余肾功能下降等，影响腹膜透析效果。

（4）如果腹膜炎不能得到有效控制，可能导致腹腔脓肿、败血症等，甚至危及生命。

③ 引起腹膜炎的因素有哪些？

正常情况下，腹腔内处于无菌状态，而正确的操作可以避免腹腔内感染的发生。但是如果操作不当或其他感染扩散至腹腔均会引发腹膜炎。那么引起腹膜炎的因素有哪些呢？

（1）未佩戴口罩

换液操作时鼻腔和口腔内的定植细菌有可能通过呼吸、咳嗽和打喷嚏等途径进入管路。所以要求每次换液时都必须佩戴口罩，而且注意更换口罩。

（2）洗手不彻底

在进行换液操作时，操作者手上的细菌可能会通过管路进入腹腔，或者在管路周围、出口处、皮下隧道内滋生，从而引起腹膜炎。强调用抗菌洗手液在流动的清水下使用"七步洗手法"彻底清洗操作者的双手，每步搓洗 7～8 次，洗手总时间不得少于 3 分钟。

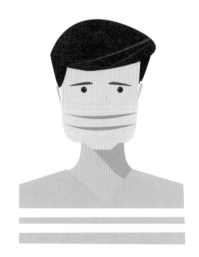

换液操作时佩戴口罩

（3）透析液包装袋渗漏或管路损伤

换液前，一定要仔细检查包装袋、管路，确保无渗漏，无破损。如果透析液管路有破损，细菌可能已经进入腹膜透析液，经过换液进入腹腔。切记，不要将有污染或可疑污染的腹膜透析液灌入腹腔。

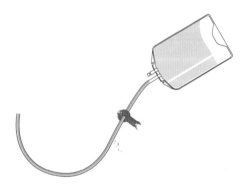

管路渗漏

（4）触碰了无菌连接部位

换液时如果操作者不慎触碰了管路中的任何无菌部位或透析

中的无菌物品,致病菌就有可能侵入患者的腹腔,引发腹膜炎。

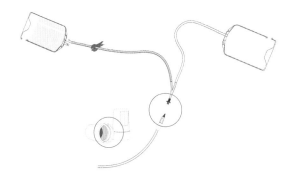

无菌连接部位

(5)出口、隧道感染

致病菌可以顺着患者的出口处或皮下隧道进入腹腔,因此正确有效地护理出口处,防止出口处及隧道感染对于预防腹膜炎非常重要。出口处或皮下隧道如有异常时,患者及家属都要告知腹膜透析中心。

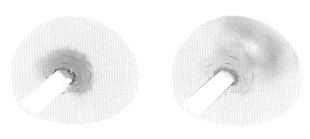

出口处感染　　　　　　　　隧道感染

(6)便秘

如果患者存在便秘,致病菌可能从肠道进入腹腔,引起腹膜炎。

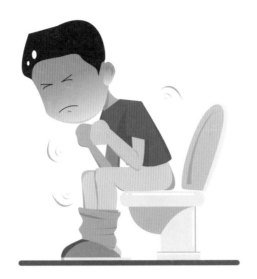

便秘

（7）腹泻

腹泻多由于致病菌感染肠道引起,致病菌同样可以通过肠道进入腹腔,导致腹膜炎。

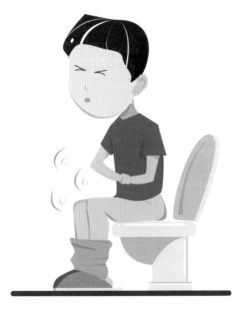

腹泻

（8）全身感染扩散至腹腔

如果患者存在身体其它部位的感染而引起败血症,致病菌会随着血液进入腹腔,导致感染。

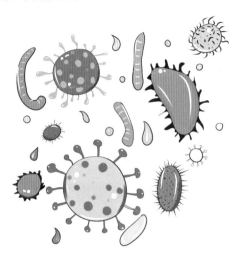

全身感染致病菌

（9）加药时未遵守无菌操作

如果操作者在腹膜透析液加药过程中未遵守无菌操作,很容易将细菌带入腹腔,引起腹膜炎。因此,要尽量避免患者自行向腹膜透析液中加药,如因病情确实需加药时,一定要与腹膜透析中心联系,在护士的指导下学会如何正确加药。

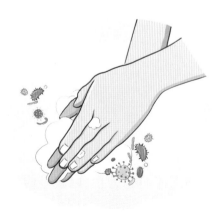

无菌操作

第三节　发生腹膜炎应该怎么办？

腹膜炎的危害有很多,当发生腹膜炎时要及时到医院就诊,那么,我们应该怎么办呢?

① 标本留取

当出现腹痛、透出液浑浊时,及时到医院就诊,将最浑浊的那袋透出液送检,标注好姓名和留取时间。若不能立即送检,透出液袋可暂时存放于冰箱中冷藏(4 ℃)。如果第一袋浑浊透出液未能及时留取,应注入至少1升的腹膜透析液留腹1~2小时再引流留取标本送检。

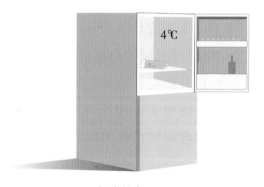

标本储存

② 腹腔冲洗

若腹痛剧烈,可以灌注一袋新的腹膜透析液,灌注后及时引流,冲洗腹腔,直至冲出的液体清亮为止,以减轻腹痛症状。

③ 治疗

一旦腹膜炎诊断明确,标本留取完毕后,应立即开始抗感染治疗,包括经验性治疗和后续治疗。这都要在医生的指导下遵照医嘱执行。一般抗生素的使用需要持续 14～21 天,即使在治疗过程中,患者症状消失,抗生素也要继续应用,完成疗程,以确保完全治愈。如果患者距离随防的腹膜透析中心较远,可先去就近医院尽早治疗。

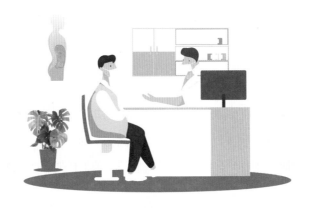

及时就医

第四节 怎么做才能避免发生腹膜炎?

① 环境

(1)腹膜透析操作的房间一定要简单、干净、整洁、光线充足,不堆放杂物,如易积灰尘的书籍、纸箱等。

(2)清洁:用含氯消毒剂(500毫克/升)湿式清洁桌面及地面,毛巾或拖把应定期清洗、晾干备用。

(3)每天紫外线灯消毒2次,每次30分钟,每周需擦拭紫外线灯管。

(4)换液前关闭门窗、关闭空调及风扇,透析前30分钟内避免打扫卫生。

(5)不养宠物及家禽。

(6)操作时无关人员回避。

(7)外地、路程较远的患者,返院复查时不要在高铁、火车、汽车、酒店等缺乏换液环境的地方进行换液操作。

② 个人卫生

(1)勤洗手("七步洗手法"在流动的水下洗手)、戴口罩(口罩应完全包住口鼻)、勤剪指甲、勤洗澡、勤洗头发(头皮屑多时可戴帽子,女性长发需扎好)、勤换内衣裤、勤洗腰带。

(2)操作前更换干净的居家服,不穿掉毛或褪色的衣服。

③ 操作

(1)操作前

1)再次确认环境安全、已彻底清洁双手、已戴口罩。

2)检查透析液质量,避免使用锐器打开透析液袋。

(2)操作中

1)3个无菌部位禁止触碰(Y型连接端口处、外接短管连接端口处、碘液微型盖内部)。

2)严格按照操作流程操作。

3)操作过程中不要做与操作无关的事情,如进食、看书、打电话、挠痒、抓头等。

④ 加强出口处的护理

为避免出现出口处或隧道感染,应注意无菌操作,定期换药,妥善固定管道,防止管道牵拉。如有异常,请及时告知腹膜透析中心医护人员必要时返院处理。

⑤ 饮食

(1)食物要新鲜、干净、煮熟、煮透,不吃隔餐、隔夜食物,不去不卫生的餐馆就餐,避免进食生冷食物,如酸奶、冰西瓜、凉拌菜、三文鱼、生蚝等,忌食可能引起腹泻的食物。

(2)水果应该新鲜、清洗干净,最好去皮吃。

(3)避免吃难消化的食物,如粽子、糯米、月饼等,尤其节假日不要暴饮暴食。

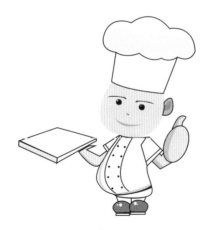

饮食卫生

(4)不吃超市买的带馅的食物,如包子、饺子等;新鲜的肉未吃完,放速冻格,勿放保鲜格;冰箱定期清理,生食、熟食分开放置。

(5)不吃可能有寄生虫的食物或野味。

（6）保持大便通畅,避免腹泻,若腹泻请及时就诊;如超过两天未排大便,多吃粗纤维食物,同时使用通便药物。

（7）外地、路程远的患者,返院复查的途中需注意饮食卫生。

⑥ 侵入性操作

如需进行拔牙、胃肠镜、宫腔镜、腹腔镜等侵入性操作时,请提前告知腹膜透析专科医生及护士,在医护人员指导预防性使用抗生素,并与腹膜透析中心保持密切联系。

⑦ 营养

优质蛋白饮食,如瘦肉、鸡胸肉、淡水鱼、鸡蛋、牛奶等,保持良好的营养状态。

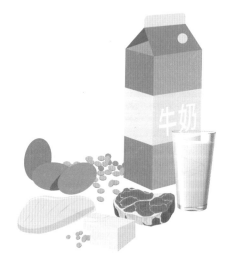

优质蛋白饮食

⑧ 运动

适度运动,如散步、慢跑、做健身操、打太极等,锻炼身体,增强抵抗力,预防便秘发生,避免久蹲、久坐、用力咳嗽(如不能避免时,请在咳嗽时按压腹部)等导致腹压增大的动作。

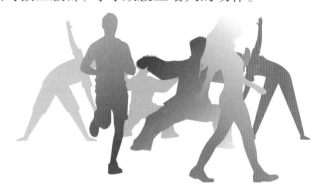

适度运动

⑨ 注意休息

避免过度劳累、熬夜,保证充分休息和充足睡眠。

⑩ 意外处理

如发生短管污染、漏水、脱落、断裂等腹膜透析相关问题,立即停止透析、用蓝夹子夹闭管路,及时与腹膜透析中心联系并返院处理。

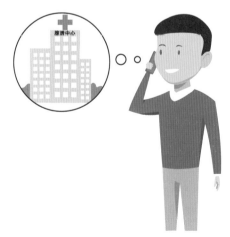

及时与腹膜透析中心联系

第六章　导管功能障碍

第一节　什么是导管功能障碍？

正常情况下,腹膜透析导管在患者腹腔内是下垂的,管路的末端位于盆腔底部,靠管壁的虹吸小孔发挥引流作用。一根功能正常的腹膜透析导管,灌入 2 升的腹膜透析液大概需 5~10 分钟,引流则需 15~20 分钟。

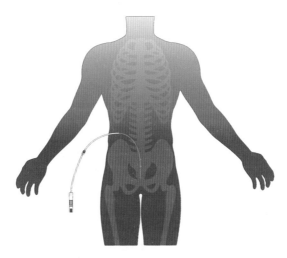

正常腹膜透析导管的位置

快速交换试验有助于判断导管功能障碍。在干腹状态下,将任意浓度的透析液灌入腹腔,随即全部引流出来。在此过程中记录灌入量和时间,引流量和时间。快速交换出现以下情况则提示患者的导管功能障碍。

（1）灌入速度减慢。

（2）灌入困难或需挤压腹膜透析液袋方可灌入。

（3）引流速度减慢（全程或引流后段）。

（4）引流中需不断变换体位。

（5）坐位时引流量小于灌入量的90%。

（6）不能引流。

若出现腹膜透析导管功能障碍,需要告诉腹膜透析医护团队,尽早采取相应的措施。

第二节　导管功能障碍的常见原因及处理方法

① 透析液灌入困难或速度慢

（1）管路受压或打折

检查所有的夹子和开关是否都打开了;检查管路是否扭曲或打折;改变身体位置,看看引流是否有改善;近几天是否未排大便,因为便秘会引起肠道扩张,压迫腹膜透析管导致引流不畅。如果便秘,可以在医生的指导下使用缓泻剂。

（2）纤维蛋白块堵塞

灌入腹膜透析液时用力挤压入液袋;观察废液袋内是否有白色絮状物;在医生指导下使用肝素封管。

（3）大网膜包裹

大部分需手术解除包裹。

② 引流困难或速度慢,或引流量不足

（1）纤维蛋白块堵塞

在医生指导下使用肝素或尿激酶封管。

（2）便秘。

在疾病允许的范围内多吃水果、蔬菜等富含粗纤维的食物,使用通便药通便或灌肠。

（3）尿潴留

先诱导排尿,如按摩下腹部、热敷、听流水声等。如诱导失败则需医务人员在无菌操作下进行导尿。

（4）导管移位

服用缓泻剂或灌肠促进肠蠕动、多活动、使用重力复位法[※]。若上述方法无法使导管复位,可以尝试手法复位(需要医院医护人员操作);必要时手术复位。

（5）大网膜包裹

手术解除包裹。

（6）腹膜炎

按腹膜炎及时规范诊治。

[※]重力复位法

（1）下楼梯法:适用于体力较好者。乘电梯上到高层,然后从楼梯以脚后跟落地下楼,如此循环往复5次。

（2）踮脚法:适用于体力较弱者。患者穿平底鞋,双手叉腰,脚尖踮起后脚跟下蹬,如此反复做100下,休息会儿再做100下,循环做5次。以不劳累为宜。

（3）站立灌液法:灌液前排空膀胱,如患者站立灌液没有腹痛等不适,在灌入500毫升透析液后可适度加压灌注(用手按压透析液袋),同时可配合使用踮脚法。

第三节 怎么预防导管功能障碍？

预防导管功能障碍方法如下：

（1）始终保持大便通畅。

（2）多活动、不要坐矮板凳、不要跷二郎腿、不要长时间下蹲挤压腹腔。

（3）必要时在医生指导下肝素盐水封管。

（4）养成经常观察腹膜透析液引流情况的好习惯。

第七章　合理用药

　　腹膜透析只能替代肾脏的部分功能,腹膜透析患者必须依靠相关药物来控制某些并发症,如高血压、肾性贫血、高磷血症等。了解药物的原理有助于理解按时服药的重要性,从而减少高血压、肾性贫血、钙磷代谢紊乱等相关并发症的发生。

第一节　降压药

　　降压药可以降低过高的血压,减轻心脏负荷。若血压控制不佳很有可能危及生命,如猝死、脑出血、脑梗死、心力衰竭等。医生会开一种或多种降压药来控制血压,对于腹膜透析患者应首先考虑使用长效的降压药物,降压药要按时、按量、长期服用,不可以随意增减药量或停药。

① 常见降压药物

　　目前常用的降压药有以下几大类:①血管紧张素转化酶抑制剂(ACEI),代表药物有卡托普利、依那普利、贝那普利、培哚普利、赖诺普利等。②血管紧张素 II 受体阻滞剂(ARB),代表药物有厄贝沙坦、缬沙坦、氯沙坦、坎地沙坦、替米沙坦等。③α 受体阻滞剂,代表药物有哌唑嗪、特拉唑嗪等。④β 受体阻滞剂,代表药物有美托洛尔、普萘洛尔、比索洛尔等。⑤钙离子拮抗剂(CCB),代表药物有硝苯地平、氨氯地平、非洛地平、贝尼地平、乐卡地平、尼索地平等。

⑥利尿剂,代表药物有氢氯噻嗪、呋塞米等。

② 服用降压药注意事项

(1)每天监测血压,一天测量 3 次,晨起未服药时测 1 次、服药 1~2 小时后测 1 次、晚上睡前测 1 次,并记录在腹膜透析日记本上。

(2)如果患者晨起血压偏高,需到医院复诊抽血化验,建议早上先服用降压药,以免血压过高。

(3)如果患者连续几次监测血压偏低,伴有虚弱、头晕不适症状,建议暂停降压药物,并将此情况及时告知医生,以便尽早调整药物剂量。

(4)如联合使用两种以上的降压药应注意以下几点:①同一类药物一般不联合使用;②一般使用一种降压药效果不佳时才采用联合用药,对于严重高血压患者首次治疗即可选择联合用药,但是必须在医生的指导下进行联合用药;③每种降压药作用机制及作用时间不同,为了让每种降压药发挥最好的降压效果,需严格遵医嘱服用,不要擅自调整服用频次及服用剂量。

第二节 纠正贫血药物

① 促红细胞生成素

正常情况下,人体大部分的促红细胞生成素由肾脏产生,促进红细胞成熟及合成血红蛋白。肾功能衰竭后,促红细胞生成素分泌减少,从而导致贫血。贫血时身体就会感觉疲劳,出现头晕、乏力、面色苍白等症状,严重时还会出现呼吸困难、心悸等症状。

腹膜透析患者需要长期、规律注射促红细胞生成素,如果频繁往返于医院,会给自己及家人的生活带来不便。可以在医护人员的指导下学会正确的注射方法,并在家自行注射促红细胞生成素。

使用促红细胞生成素时应注意以下几方面。

(1)促红细胞生成素应该在2~8℃环境中避光保存和运输,避免过冷或过热导致药物成分变质失效。腹膜透析患者在家可将促红细胞生成素放置在冰箱的冷藏室,注意冷藏室的温度要保持在2~8℃。

(2)促红细胞生成素最常见的不良反应是引起高血压。使用促红细胞生成素治疗时,要严密监测血压情况,并遵医嘱使用降压药。必要时调整促红细胞生成素使用剂量或者停止使用促红细胞生成素。

(3)使用促红细胞生成素后应每2~4周做1次血常规检查,根据检查结果调整使用剂量。

② 罗沙司他

罗沙司他是全球首个脯氨酰羟化酶抑制剂,是一种新型的治疗肾性贫血口服药物,比促红细胞生成素对血压的影响更小,可以改善铁代谢,即使身体合并炎症也能发挥作用。由于该药物可显著提高腹膜透析肾性贫血患者的血红蛋白水平,改善贫血症状,提高生活质量,且安全性较高,现已被临床广泛应用。一般1周口服3次,每次用量由医生根据患者病情决定。应用该药需每2~4周做1次血常规检查,根据检查结果调整使用剂量。

③ 铁剂

铁是人体必需的微量元素,它的作用是帮助身体合成血红蛋白,当身体铁缺乏时就会影响血红蛋白的合成而引起贫血。我们身体内的铁主要从食物中获得。当肾功能衰竭时,我们会有食欲下降的症状。吃的食物减少导致铁的摄入减少,体内的毒素和一些药物(如磷结合剂)也会影响铁的吸收,这样会加重贫血,因此需要补充铁剂。

(1)铁剂的种类

①口服铁剂:多糖铁复合物、硫酸亚铁、富马酸亚铁、右旋糖酐铁等。②注射铁剂:蔗糖铁、右旋糖酐铁等。注射铁剂适用于口服铁剂不能耐受、口服铁剂吸收不好或者严重缺铁的患者。

(2)使用铁剂的注意事项

①铁剂不易放置过久,以免被氧化而影响疗效。②铁是人体造血的原料,纠正贫血时,务必注意铁的补充。③在口服铁剂时,常有胃肠道反应,包括胃灼热感、恶心、胃痛、腹泻或便秘等。建议进餐后或者进餐时服药可以避免胃肠道反应。④维生素 C 有利于铁的吸收,服药期间应多食用一些富含维生素 C 的水果、蔬菜或服用维生素 C 片剂。⑤有些食物会影响铁的吸收,如牛奶、浓茶、咖啡等,不宜同时服用。⑥铁剂会使大便颜色变成黑色,请不必惊慌。但如果黑便比平时明显增多,且呈柏油样,则需要告知医生,以排除上消化道出血可能。

第三节　钙磷调节药物

❶ 磷结合剂

食物中的蛋白质是磷的主要来源,健康的肾脏可以将身体内多余的磷从尿液排出。慢性肾功能衰竭时,磷排出减少,导致高磷血症。对于有尿的腹膜透析患者,磷清除由两个途径完成:①通过残余肾功能清除部分磷;②腹膜透析清除部分磷。减少蛋白质的摄入可以适当降低血磷水平,但易引起营养不良。当残余肾功能减少,尿量减少,腹膜透析又不能足够地清除血液中的磷时,除了限制饮食中磷的摄入外,还应结合其他降磷措施。而口服磷结合剂以减少肠道对磷的吸收便是慢性肾功能衰竭患者高磷血症的主要治疗措施之一。

(1)目前常用的磷结合剂种类

①含铝的磷结合剂:如氢氧化铝、碳酸铝等。②含钙的磷结合剂:如碳酸钙、醋酸钙等。③不含钙和铝的磷结合剂:碳酸镧、盐酸司维拉姆等。

(2)使用磷结合剂要注意的问题

①含钙的磷结合剂(碳酸钙、醋酸钙等)在进餐时服用,并与食物一同嚼服,可以减少食物中磷的吸收。②如果有持续或反复高钙血症,则应限制含钙的磷结合剂的使用,推荐使用不含钙的磷结合剂,如司维拉姆或碳酸镧。③应避免长时间服用含铝的磷结合剂,只能在短期(4 周内)服用,避免发生铝中毒。

② 骨化三醇

骨化三醇就是活性维生素 D,主要作用是促进肠道对钙的吸收。调节身体内钙、磷平衡和骨钙化。慢性肾功能衰竭时钙、磷代谢紊乱,活性维生素 D 分泌减少,肠道钙吸收减少,导致血钙水平降低。低血钙和高血磷共同作用,刺激甲状旁腺激素分泌增多,导致甲状旁腺功能亢进。骨化三醇可以促进肠道对钙的吸收,并抑制甲状旁腺激素分泌。因此,补充骨化三醇主要是为了治疗低钙血症及维持甲状旁腺激素在合理范围内,防止肾性骨病的发生。

常用的骨化三醇有口服及注射液两种类型,使用骨化三醇要注意这些问题:①开始使用骨化三醇治疗或剂量增加时,第一个月内至少每2周监测1次血钙和血磷指标,之后至少每月监测1次。②应每月监测1次甲状旁腺激素的水平,至少连续监测3个月,一旦达到目标范围,可每 3 个月监测 1 次甲状旁腺激素。③为了减少高钙血症的发生,建议在睡前服用骨化三醇。

③ 西那卡塞

严重的继发性甲状旁腺功能亢进症,甲状旁腺激素水平居高不下,经活性维生素 D 治疗效果不佳,或高钙、高磷不易控制,心血管钙化程度加重,医生可能建议使用西那卡塞。西那卡塞是一种拟钙剂,可以提高甲状旁腺主细胞上的钙敏感受体对血钙的敏感性,从而降低甲状旁腺激素的分泌,同时控制高钙血症。西那卡塞为口服用药,应整片吞服,不能掰开,与食物同服或餐后短时间内服用,具体用量由医生决定需注意可引起低钙血症,治疗开始时应每周监测血钙水平,血钙稳定后每月检测 1 次。

第四节 其他常用药物

① 利尿剂

对于有尿的腹膜透析患者可以使用利尿剂,虽然利尿剂对于肾功能恢复没有作用,但可以使尿量增多,减轻水肿、心力衰竭等症状,也可以减轻患者的容量负荷,达到降低患者血压的目的,如呋塞米、托拉塞米等。在服用利尿剂期间,要注意有无出现乏力、食欲不振等低血钾的表现,必要时检测血电解质。如出现低血钾,应在医生的指导下补钾,也可适量进食含钾高的食物,如干红枣、鲜枣、荸荠、香蕉、桔子、土豆、山药、韭菜、菠菜等。

② 补钾药

部分腹膜透析患者存在低血钾,饮食差的患者更容易出现。这些患者常需要补充含钾丰富的食物和补钾药物。服用补钾药要注意以下问题:①应严格遵从医嘱服用,切记勿自行加量、减量或停药,避免因补钾不够加重低钾血症或补钾过多造成高钾血症。②服用补钾药期间应严密监测血钾的水平。③补钾口服液可以加入到少量橙汁中服用,以改善口感。④服用补钾药期间注意观察小便量和超滤量,当小便量和超滤量减少时,身体排出的钾也会减少,因而继续补钾可能导致高钾的发生。

③ 缓泻剂

便秘可能导致腹膜透析导管移位,导致导管引流不畅,而且可以增加发生腹膜炎风险。对于大便干结或已有便秘的患者常常需要服用缓泻剂。服用缓泻剂要注意以下问题:①有多种类型的缓泻剂,患者应该根据医生建议进行购买,因为有些缓泻剂成分副作用不明,可能会损害患者的残余肾功能。②要在医生的指导下正确服用,因为服用剂量过大会导致腹泻。③长时间服用缓泻剂可能会导致胃肠不适,因此建议患者同时通过调整食物成分及适量运动来改善长期便秘的问题。

④ 肝素钠

腹膜透析时,肝素钠主要用来预防纤维蛋白堵塞腹膜透析管导致的导管功能障碍。肝素钠进入腹膜透析液一般不会被人体吸收。

常用的方法有腹膜透析液中加肝素钠或肝素盐水封腹膜透析管。

腹膜透析液中加肝素钠:用1毫升注射器抽取0.2~0.5毫升肝素钠,注入整袋腹膜透析液混匀,后灌入腹腔。

肝素盐水封管:用10毫升注射器抽取9毫升生理盐水加0.2~0.5毫升肝素钠,将混合液从外接短管一端注入腹腔。

注意:肝素钠应在4 ℃冰箱冷藏保存。

⑤ 胰岛素

大部分糖尿病腹膜透析患者需要使用胰岛素控制血糖。胰岛素按起效快慢和持续时间分为短效、中效、长效和预混胰岛素,胰岛素多为皮下注射使用。腹膜透析患者也可将胰岛素加入腹膜透析液中使用,但需要无菌操作,可能增加腹膜炎风险,故建议腹膜透析患者仍用皮下注射的方式。建议按照打"胰岛素—腹膜透析换液—进餐"的顺序安排时间,这样可以兼顾腹膜透析液和食物中糖吸收的血糖控制。

胰岛素使用的种类、每次用量及每日频次需在医师指导下进行,并注意监测血糖。

第五节 特殊给药方法

① 皮下注射

腹膜透析患者使用促红细胞生成素和胰岛素时需要进行皮下注射。皮下注射最适合注射的部位是腹部和大腿外侧,需要每日更换注射部位,避免反复注射同一部位形成局部硬结。此外,只在健康皮肤部位注射,避免在疤痕处和有损伤的皮肤部位注射,并注意避开肚脐周围5厘米、外出口和皮下隧道的部位。

皮下注射的正确方法如下:

(1)首先检查药品类型及有效期,胰岛素笔要安装新的针头。

(2)检查注射部位,清洁、消毒皮肤。使用4~5毫米针头时,多数患者可不捏皮进行垂直注射;若皮下脂肪薄弱,按照医护人员建议,捏皮或呈角度捏皮进行注射。

（3）推注适量的药液,注射完毕后,针头留置至少 10 秒钟后再拔出。

（4）将一次性使用针头丢弃至锐器收纳盒中。

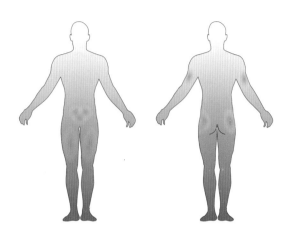

皮下注射部位

② 腹膜透析液加药

当患者需使用氯化钾注射液、普通肝素钠、腹腔用抗生素等药物的时候,需要向腹膜透析液中加药。护士要教会患者这项操作,并指导患者进行相应的练习。

用物准备:口罩、帽子、适宜规格的注射器、碘伏、棉签、腹膜透析液、所加药物、砂轮。

操作步骤如下。

（1）"七步洗手法"洗手,戴口罩、帽子。

（2）检查药品、注射器、腹膜透析液的有效期,药品、注射器包装是否完整、有无漏气,药液有无浑浊、变质,腹透液有无外渗,碘伏的有效期及开瓶日期(开瓶后 30 天内可以使用),棉签的有效期及密闭性。

（3）消毒药液瓶口

瓶装药品应先去掉外盖,再用碘伏棉签消毒瓶塞 2 遍;若为玻璃安瓿,先用砂轮在安瓿最细位用力划,再用碘伏棉签环形消毒 2 遍,再掰断安瓿。

（4）抽吸药液

打开注射器外包装,将针头与针栓连接并固定好,再抽药。如果是粉末状药物,先从腹膜透析液加药口抽取 5～10 毫升腹膜透析液,注入药瓶中,将粉末充分化开之后再抽出。

（5）注入药液

再次消毒腹膜透析液袋加药口,将针头对准加药口正中点垂直进针并将针头全部插入,注入药液。注意针头勿刺破腹膜透析液袋,以防药液污染和外渗。注药完毕后摇晃袋子将药液混匀。

第八章 合理饮食

第一节 合理饮食的重要性

合理饮食与营养管理是腹膜透析患者综合治疗的必要组成。合理饮食可以使腹膜透析患者营养均衡,减轻肾脏负担,保护残余肾功能,帮助患者改善各种代谢紊乱,包括高血钾、高血脂、高血磷、高血压等,进而延缓病情进展,提高腹膜透析患者的生活质量,延长生存时间。

因此,对于腹膜透析患者来说,要把合理饮食与治疗放到同等重要的位置,并在饮食上更加自律,培养良好的饮食习惯。

第二节 如何进行合理饮食?

腹膜透析患者的合理饮食与正常人略有不同,既要保证适宜的能量、蛋白质、维生素等的摄入,避免营养不良,又要控制饮食量,避免摄入过多,引起透析不充分,同时还需注意科学合理的水、盐、钾、磷等的摄入,避免出现相关并发症。

① 合理的蛋白摄入

什么是蛋白质和优质蛋白? 蛋白质是生命的物质基础,是人体不可或缺的组成部分和必要的营养物质。优质蛋白就是那些含有氨基酸的组分与人体非常接近的蛋白质食物,其在人体内利用率高。优质蛋白主要来源于鱼肉、猪肉、牛肉、羊肉、牛奶、鸡蛋,大豆制品等,非优质蛋白包括米、面、水果、杂豆、蔬菜等来源的蛋白。腹膜透析患者要在控制蛋白摄入量的同时优化蛋白质结构,优质蛋白质的摄入要占每天蛋白质摄入总量的50%～70%。大多数腹膜透析患者每日蛋白质摄入要求是0.8～1.2克/公斤/天。

例如,身高165厘米的腹膜透析患者,女,尿量1 000毫升/天,血清白蛋白43克/升,则计算蛋白质摄入需求步骤如下。

（1）计算标准体重为:身高-105 = 165-105 = 60公斤。

（2）根据营养状态,每天所需蛋白质最低为0.8克/公斤体重,则蛋白为:标准体重×蛋白推荐摄入量 = 60×0.8 = 48克。

（3）优质蛋白占50%,则优质蛋白量为24克,一两肉所含蛋白质约8克,则每日摄入肉量为3两。

如果患者不喜欢吃肉,也可以选择大豆蛋白,如大豆或豆制品,大豆制品不但有非常丰富的蛋白质和营养成分,而且所含有益物质可助于降低血脂,预防动脉粥样硬化。但是需注意,卤制或熏制豆制品不适合长期大量食用。

简易食品交换份

食物名称	一个交换份的量	蛋白质含量/克	能量/千卡
米、面	25克	2	90
青菜	500克	5	90
1个中等大小的水果	200克	1	90
1个鸡蛋	50克	8	90
1袋牛奶	250毫升	8	90
（鱼、牛、羊、猪）肉	50克	8	90
大豆	25克	9	90
豆腐	100克	12	90
油脂	10克	0	90

② 适当能量摄入

人们日常摄入的能量主要来源于碳水化合物、脂肪和蛋白质。其中脂肪提供的能量是碳水化合物的两倍多,而米、面等主食主要含碳水化合物,食用油主要含脂肪,肉、蛋、奶主要含蛋白质。腹膜透析患者应以碳水化合物和植物油构成能量的主要来源。合理饮食结构可参照下图,每日摄入的食物需要根据患者自己的身高、体重选择250～400克主食,适量的肉、蛋、奶类,充足的蔬菜以及限量的油、盐。

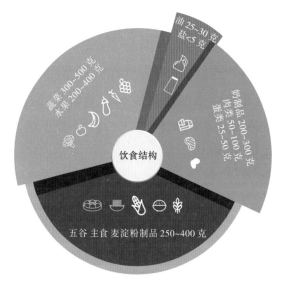

饮食结构

如果患者一日三餐不能保证充足的食物摄入,患者应该增加进餐次数,做到少量多餐,如在两餐之间加餐饼干、糕点等。

③ 合理选择含钾食物的摄入

钾是细胞内液的主要阳离子,对心肌和神经肌肉起着重要的作用。血钾过高会使患者心律失常、房颤、肢体麻木,血钾过低会使患者产生四肢无力、腹胀、食欲不佳等症状。由于患者每日会通过腹膜透析液排钾,因此,当腹膜透析患者饮食摄入减少,会发生低钾血症。此时,患者需要适量摄入含钾高的食物,高钾食物包括杂豆类(如绿豆、红豆)、深色蔬菜(如胡萝卜、菠菜、番茄)、薯类(如土豆、山药)、水果(香蕉、橘子、柚子、芒果、榴莲、椰子)等。如果患者发生高钾血症,则需要限制高钾食物摄入,改为低钾食物,低钾食物包括淀粉类食物(如粉条、藕粉)、瓜茄类蔬菜(如西葫芦、冬瓜、茄子、黄瓜、丝瓜)、水果类(苹果、葡萄、菠萝、鸭梨)。

限钾小妙招如下。

(1)蔬菜

尽量选择瓜茄类蔬菜,如冬瓜、茄子、西葫芦等,减少深色蔬菜摄入,且烹调前先将绿叶蔬菜切段在清水中浸泡半小时,再用开水焯熟,倒掉菜汁,然后再烹调。根茎类的蔬菜,应先去皮切丝、片、小块,泡水,再烹调。且一天蔬菜摄入量为300~500克。

(2)水果

避免饮用果汁,尽量选择低钾水果,如苹果、梨等,且一天不超过200~300克。

(3)肉类

勿食用肉汤及肉汁拌饭,可通过切丝片等水焯后烹饪。

(4)调味品

勿使用市面上出售的低钠盐及无盐酱油。

(5)主食

适当将米、面等替换成低钾的主食,如粉条、粉丝及其他淀粉类主食。不要吃薯类食物,包括红薯、山药、芋头等

④ 限制磷摄入

磷存在于人体所有的细胞中,几乎参与所有的生理活动。磷是

维持骨骼和牙齿的重要组成部分,也是维持心脏有规律的跳动、维持肾脏正常功能和传达神经刺激的重要物质。磷参与体内酸碱平衡的调节,参与体内能量的代谢。患者肾功能不全时,磷经肾脏排泄减少,导致血磷升高,刺激甲状旁腺激素的分泌,可使尿磷排泄增加,但是随着肾功能的恶化,会出现血磷升高、甲状旁腺功能亢进以及诱发肾性骨病,包括骨痛、四肢疼痛、骨折、骨骼畸形等。还会使皮肤软组织和心脏血管钙化,导致心血管并发症等。

食物中的磷分为有机磷和无机磷。富含有机磷的食物包括动物类(各种肉类、乳类、蛋类)、植物类(谷物类、坚果、豆类);无机磷食物主要在食品添加剂中,常见于饮料类、零食类、调味剂类。食品添加剂中磷的含量非常高,且吸收率高于 95%,容易造成高磷血症。

虽然富含蛋白质的食物往往含磷较高,但不主张通过控制蛋白质来降磷,而要在保证蛋白质摄入量的前提下控制磷的摄入,也就是选择磷/蛋白质比值相对低的食物,可用水煮等方法烹饪以去磷。此外,患者可自主粗略估算每日磷摄入量,来调整每日食物选择。每日磷限制在 800 毫克以下,公式如下。

饮食磷摄入量(毫克)= 148.81+2.47×禽畜类(克)+1.38×水产类(克)+1.09×奶类(克)+0.72×谷薯类(克)+0.34×蔬菜类(克)+0.20×水果类(克)。

⑤ 限盐,合理水摄入

膳食中的钠主要存在于食盐中,也是烹调中重要的调味品。正常的肾脏通常情况下会排泄多余的钠,而肾功能不全的患者排钠减少,造成水钠潴留,血压升高、心力衰竭,也加速了肾功能衰竭的速度。所以对于腹膜透析患者,严格控制盐摄入至关重要。

腹膜透析患者每日添加食盐 3 g 为宜,这里的盐包括鸡精、味精、酱油和精盐。1克盐约等于5毫升酱油。

腹膜透析患者如何很好地限盐呢? 首先,炒菜时尽量不放或少放鸡精、味精和蚝油各类调味品。其次炒菜时起锅前放食盐或酱油。最后用糖、醋、胡椒粉、辣椒、花椒、葱姜蒜等调味,同样能做出美味佳肴。

腹膜透析患者需要特别关注容量平衡,容量过多可能引起血压高、水肿、心衰等症状,因此要注意合理的水摄入。这里的水不仅包括饮用水,还包括液体的食物,以及蔬菜,水果、米饭、馒头中的水。除去牛奶粥等液体含量多的食物外,一天正常饮食中食物所含水约1 000毫升,原则上,每日水摄入量 = 超滤量 + 尿量 + 500毫升,但应注意,水的摄入量应结合患者的容量状态,并在专职医师指导下进行。

⑥ 适当补充钙及维生素

肾功能衰竭后,活性维生素D分泌减少,身体会缺少维生素D或对维生素D不敏感,可能出现低钙血症故应适当增加钙的摄入,但同时要注意限制磷的摄入。在腹膜透析过程中,水溶性维生素,尤其是B族维生素和维生素C,极易随透析液排出体外,导致体内维生素缺乏。因此,应适当摄入新鲜水果和蔬菜,来补充丢失的维生素。同时还要监测血钾,避免高钾血症,及水分摄入过多。必要时,可辅助以药物补充钙剂和维生素。

⑦ 根据病情变化调整饮食方案

由于并发症的多样性,不同并发症和症状出现时,饮食方案需要及时调整直至营养状态稳定。腹膜透析医生和营养医师会根据患者的病情给予合理的用药和饮食指导。

第三节　如何定期进行营养评估？

营养管理与饮食指导是保证腹膜透析治疗效果、延长患者生存期的法宝。而腹膜透析患者大多存在营养不良相关问题,饮食结构与正常人不同,所以,如何进行营养评估是合理饮食的前提。通过一些简单的测评手段,患者可以了解自身的营养状态,简单的营养问题可以根据自身营养状态调整饮食来改善。可由患者自己测评的方法包括以下几种。

① 饮食情况评估

腹透患者可以参照简易测评图进行自测,当能量摄入小于75%达3~5天时,患者应及时联系腹膜透析医师或营养医师进行个体化营养原理,避免出现严重营养不良,引起其他并发症。

除此之外,如随访的门诊有营养医师,应至少3个月监测1次饮食状态,记录饮食日记。

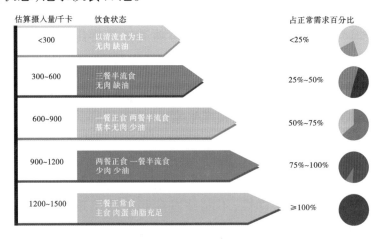

估算摄入量/千卡	饮食状态	占正常需求百分比
<300	以清流食为主 无肉 缺油	<25%
300~600	三餐半流食 无肉 缺油	25%~50%
600~900	一餐正食 两餐半流食 基本无肉 少油	50%~75%
900~1200	两餐正食 一餐半流食 少肉 少油	75%~100%
1200~1500	三餐正常食 主食 肉蛋 油脂充足	≥100%

简易饮食状态评估

② 体重及体重指数

在使用体重评估时,应注意根据患者情况选用实际体重、历史体重、体重变化和干体重来进行判断。对于透析患者,定期监测干体重变化,如干体重在 3 个月内降低 5%,则可能存在营养不良,应及时进行改善。

体重指数(BMI):体重(公斤)除以身高(米)的平方,其正常范围为 18.5~23.9 公斤/平方米,低于正常值提示营养不足,即消瘦;超重为 24.0~27.9 公斤/平方米;大于等于 28 公斤/平方米为肥胖。消瘦或肥胖的患者需要及时干预,减少营养不足或营养过剩导致的相关并发症。

例如:某透析患者,身高 170 厘米,放空腹膜液后空腹体重 90 公斤,计算得出 BMI = 90(公斤)/1.7(米)×1.7(米)= 31.1 公斤/平方米,属于肥胖。

③ 生化指标

(1)主要反映蛋白营养状态的生化指标

血清白蛋白、血清总蛋白、前白蛋白、转铁蛋白、血红蛋白、尿素、肌酐、透析丢失蛋白、尿蛋白等。其中血清白蛋白正常低值为 40 克/升,低于 35 克/升为低蛋白血症。如果出现低蛋白血症,应及时自查饮食是否存在优质蛋白类食物(如肉、奶、蛋等)摄入过少,或者食欲明显下降且持续 3~5 天以上,此时需适当增加肉、奶、蛋的摄入,如长期存在低蛋白血症则需要在营养医师指导下使用特殊用途食品级别的乳清蛋白等营养制品。

(2)反映糖、脂代谢的指标

糖代谢指标主要有血糖、糖化血红蛋白,如存在异常则需要注意是否存在糖尿病,并按医师要求控制饮食,必要时药物治疗。糖尿病饮食。反映脂代谢的主要指标包括胆固醇、甘油三酯,如存在异常则需要注意是否存在肥胖、主食食用油摄入是否过量等,如存在,应及时纠正,必要时在医护人员指导下进行药物治疗。

（3）电解质平衡也是营养评价的重要部分

如钾、钠、钙、磷等,根据具体情况进行饮食调整。

（4）炎症指标

C反应蛋白（CRP）、炎症因子等,如相关指标增加,则提示患者可能存在炎症状态,需查找原因,并在医护人员指导下合理饮食。

（5）其他

需要经专科医师、营养医师操作的测评内容包括:上臂肌围,人体成分分析,主观全面评定等。对于营养状态良好的患者3~6个月监测1次即可,而对于营养不良的患者则需增加监测频次。

除此之外,需要强调的是对于腹膜透析患者来说,接受营养管理比单纯饮食咨询更为重要。针对患者的营养问题选择对应的食物,控制相应的量,才能起到更好的管理效果。如果患者对自身营养状态及饮食注意事项存在疑惑,可以将一日三餐所吃食物种类和大约的量记录到日记本上,等到门诊复查时可以面对面和营养师沟通,这样既可以解决疑问,又可以在专科医师、营养医师帮助下维持良好营养状态,从而保持较好的生活质量。

第九章　特殊患者的腹膜透析

由于血管通路建立困难,家庭照护困难等多方面因素,儿童、老年及糖尿病尿毒症患者进行血液透析难度相对大,腹膜透析成为这些人群极其重要的治疗方法。但对儿童、老年人及糖尿病肾病患者行腹膜透析具有特殊性,面临一些特殊的问题及挑战,需要我们重点关注。

第一节　儿童患者腹膜透析

腹膜透析技术相对简单,不需要血液透析所需的血管通路(婴幼儿的血管通路建立较为困难),并且能够在家中进行,患儿可以有规律地上学及参加正常的社会活动,腹膜透析较血液透析还能更好地控制血压和电解质。因此,腹膜透析是尿毒症儿童首选的肾脏替代治疗方式。

腹膜透析方式包括持续非卧床腹膜透析(CAPD)和各种模式的自动化腹膜透析(APD)。两种透析模式都能够为尿毒症的儿童和婴儿提供有效、持久的治疗。

① 儿童患者腹膜透析中应该注意什么?

(1)由于儿童的特殊性,因此家长在整个腹膜透析过程中承担着重要作用,甚至是护理者、操作的主要实施者。

(2)家长要调整好自己的心态,关注孩子的需求,耐心地给予鼓励、安慰,支持孩子渡过难关。在照顾好孩子之外,积极主动学习相关知识,早日学会腹膜透析操作、掌握相关理论知识并通过考核,是孩子得到安全有效的居家护理的重要保障。

(3)儿童居家腹膜透析治疗时,家长应严格根据医生要求完成腹膜透析相关的操作和记录,做好对孩子的饮食、活动等生活照顾,关注孩子的心理动态,体现自己的爱与支持;带孩子定期复诊,完成各项检测,发现异常情况都应及时与医护人员取得联系,必要时到医院就医。

(4)随着儿童年龄的增长,家长要意识到孩子参与自我照护的意义。参与自我照护能够提高儿童的自我效能,提高生活质量。当然家长仍然需要起到教育和监督的作用,不能完全不予过问,而应当适度地参与和观察。

(5)注意儿童营养发育的管理。儿童处于生长发育期,尽量保证充足的营养,包括能量、蛋白质、维生素、钙、锌等,并定期进行营养评估。

② 如何预防儿童患者腹膜透析并发症?

儿童因其自身的生理、心理特点,自我照顾的能力和安全意识也较成人弱,故并发症的发生概率较成人高,家长需要认真学习相关知识,熟悉并发症的表现,做到预防在先、早发现、早治疗。除了与成人相同的预防措施之外,对儿童尤其要注意以下几点。

(1)儿童腹膜炎的发生率明显高于成人,因此家长及监护者要注意严格无菌操作。

(2)用孩子能够理解的语言告知腹膜透析导管的重要性。

(3)让孩子知道如果出现问题必须第一时间告诉家长,并知道不会因此受到惩罚,以免孩子因害怕受到惩罚而隐瞒重要信息。

(4)合理运用工具妥善固定腹膜透析导管及敷料,避免意外的牵拉、切割和暴露。

(5)每天定时检查腹膜透析管路的位置、功能。

第二节 老年患者腹膜透析

① 老年患者腹膜透析的特点

与年轻患者相比,老年患者除年龄外,还有生理、心理以及社会学等方面的特殊因素,必须在临床诊治过程中密切关注。

(1)生理功能明显下降

如视力下降、听力减低、食欲减退、活动障碍、关节炎,甚至伴有认知障碍、心理压抑等多种身心疾病(抑郁、痴呆等)。

(2)社会重视程度不够

他们常为空巢家庭,易被社会所忽视,而且常生活拮据、居住条件差,缺乏独立生活及医疗护理的能力。

(3)并发症较多

因绝大多数患者原发病为糖尿病、心血管系统疾病,不仅原发病较重,而且合并症较多,很大程度上限制了透析治疗的实施。

② 老年患者腹膜透析应该注意什么?

老年人各器官功能衰退,常伴心脑血管疾病、胃肠功能紊乱等慢性疾病,机体抵抗力下降,进食相对较差,并可出现腹壁薄弱,相对更容易出现营养不良、疝气、腹膜炎等。老年患者在控制血压、纠正贫血、防治心血管疾病等基础上,还应注意以下方面。

(1)保持大便通畅,避免出现便秘

进食粗纤维食物,可帮助促进肠道蠕动;适量运动,也可以促进肠道功能;必要时服用缓泻剂。

（2）保证蛋白质摄入，防止营养不良

补充足够的热量和蛋白质，定期做营养咨询和评估。

（3）防止低血压

定期监测血压。老年患者的口渴中枢不敏感，饮水量不多，此时过度限水和超滤可能导致低血压。

（4）防止低钾血症

恶心、呕吐、腹泻、进食不足和腹膜透析本身可导致低钾血症，导致乏力、疲软、心率增加甚至严重心律失常。所以有此倾向的老年患者，在充分透析的基础上，要注意适当高钾饮食。必要时服用补钾药物。

（5）防止低钠血症

进食差或过分限盐，可能导致低钠血症。低钠血症轻时没有症状或仅有乏力，严重时可出现低血压，甚至昏睡、神志异常、昏迷。因此老年患者应定期监测血钠，若出现低钠血症及时纠正。

第三节　糖尿病患者腹膜透析

① 糖尿病患者腹膜透析的特点

随着糖尿病的发生率越来越高，糖尿病肾病进入尿毒症的比例也越来越高。糖尿病患者，不管透析与否，血糖管理都很重要。血糖过高、过低都容易引起并发症增加。尿毒症后肾脏对胰岛素清除能力以及胰岛素抵抗性的变化，腹膜透析液中糖的吸收，都会引起血糖波动，需要严格监测和调整血糖。常用的腹膜透析液含葡萄糖，被灌入腹膜腔后，葡萄糖会被部分吸收，这为患者身体提供了额外的能量供应，但也会带来一些血糖波动。因此，与非糖尿病的腹膜透析患者相比，需要更加重视血糖管理。

② 糖尿病患者腹膜透析应该注意什么？

（1）胰岛素使用

由于腹膜透析液内含葡萄糖，其中约60%被吸收，因此可能使血糖升高，尤其在腹膜透析早期血糖改变较为明显，所以需要加强监测，可以通过调整胰岛素用量来降低血糖。

（2）血糖控制

在整个换液过程中维持正常的血糖水平，控制餐后血糖，避免低血糖反应。空腹血糖控制在7.0毫摩尔/升左右，餐后2小时血糖应在10毫摩尔/升左右，糖化血红蛋白<7%。

（3）避免感染

由于糖尿病高血糖水平导致各种体液含糖量增高，有利于细菌和真菌等病原体的生长和繁殖。高血糖水平会导致机体免疫功能下降，增加腹膜炎、导管出口处及隧道感染的风险，故应严格按照无菌原则进行换液操作。

（4）糖尿病患者容易出现视网膜病变，心脑血管并发症，周围神经病变，糖尿病足等并发症，需在日常透析中应特别关注。

第十章　规律复诊

第一节　为什么要定期复诊？

腹膜透析是一种肾脏替代治疗方式,它只是替代了部分的肾脏功能,并不是做上腹膜透析之后就可以高枕无忧了。在治疗过程中,原有的肾脏功能可能会发生变化,腹膜的功能也可能发生变化,而这些变化都可以导致病情发生变化,所以腹膜透析后需要定期复诊,并在医护人员的指导下,根据化验及检查结果对腹膜透析处方和药物进行调整。

通过定期复诊,患者可以结识许多腹膜透析患者朋友,大家在一起交流腹膜透析的经验和生活体验,相互支持、相互鼓励,增加进行腹膜透析治疗的信心,保持积极的心态。

定期复诊有利用医生和护士及时了解患者病情,给予患者及时、科学的指导,预防并发症的发生。且对于已经出现的并发症也可以及时得到诊治,避免因延误治疗而导致不良后果。

第二节　复诊的频次及注意事项

腹膜透析患者的复诊频次应该根据患者的病情和治疗需要实时调整。一般情况下新置管患者,出院2周~1个月应到腹膜透析门诊复查,以后每月定期复查1次。

如有身体不适或出现腹膜透析相关问题,应及时与腹膜透析中心联系,经医护人员评估后门诊或住院处理。

患者复诊时应携带就诊卡、正在服用的药物清单、每日详细记录的透析日记本、连续 3 天的活动及饮食记录、所需开药的清单、门诊病历和慢性疾病卡,准备好关心的问题,并提前留出充足的时间以便完成评估。

第三节 复诊常见的内容有哪些?

① 一般情况及体格检查

(1)腹膜透析护士查看患者腹膜透析日记本记录情况、腹膜透析换液操作、腹膜透析导管护理、有无并发症及腹膜透析方案执行情况。

(2)询问患者用药情况。

(3)测量血压、心率、体重。

(4)询问并评估患者并发症及潜在并发症发生的风险。

② 导管出口处检查

(1)检查腹膜透析患者导管出口处有无分泌物、有无结痂及肉芽组织。

(2)出口处有无红肿、疼痛、隧道有无压痛,平时换药情况。

③ 留取血、尿、腹透液标本

(1)血液检验

血常规、肝、肾功能、血电解质等,建议每个月检测 1 次,根据血液检查结果情况,进一步调整治疗方案。若化验检查结果达标,可每3个月检查1次。其他项目的检查据病情听从医生的建议及安排。

（2）充分性评估

患者每3个月需进行1次腹膜透析充分性评估，评估前需携带24小时尿液及24小时腹膜透析液标本。

24小时尿液留取方法：患者需前一天早晨7点排空膀胱，收集7点以后至次日7点的所有尿液，记录尿液总量，将尿液混匀，取50毫升放干净小瓶带至医院，瓶子上标注24小时尿量。

24 h腹膜透析液留取方法：患者需要将一天中每次灌入并引流出的腹膜透析液收集起来（一天24小时的腹膜透析液平时做几袋留取几袋），每袋腹膜透析液都要称重，记录总量，然后倒入清洁桶内，混匀，取50毫升放干净小瓶带至医院，瓶子上标注腹膜透析液总量。

（3）腹膜平衡试验

腹膜透析患者需每6个月行1次腹膜平衡试验，护士会提前告知试验要求并为患者留取腹膜透析液及血液标本。

（4）更换腹膜透析外接短管

一般每4～6个月更换1次，短管污染或者破损随时更换。

④ 营养评估

医护人员或营养师会为患者做全面的评估及饮食调查，根据评估结果及相关检查指导患者合理饮食。

⑤ 心肺检查

心肺检查包括心电图、心脏彩超、外周血管，胸片等，建议每12个月检测1次。

第四节 腹膜透析患者如何办理门诊 重大疾病医保？

2012年温家宝总理在十一届人大五次会议上所作政府工作报告中明确提出"全面推开尿毒症等8类大病的社会保障"，为尿毒症患者带来了福音。

办理门诊大病医保具体要求流程因地而异，具体流程要咨询当相关部门，现以2020年度郑州市城乡居民医保患者办理为例简单介绍。

（1）提交申报材料：确诊3个月内的出院证、诊断证明、住院费用总清单、住院发票、住院病历复印件、身份证、一寸彩色照片2张、填好的《郑州市基本医疗保险申请表（重特大疾病门诊病种）》2份。

（2）提交审核地点：郑州市社会保障局。

（3）审批后患者领取门诊慢性疾病卡（病种为终末期肾脏病腹膜透析）。

（4）患者持慢性疾病卡到所选定点医院门诊购买药物和腹膜透析液。

第十一章 居家腹膜透析相关
物品的准备

第一节 患者需要居家准备的物品有哪些？

患者需要居家准备的物品有以下几种。

（1）双联双袋腹膜透析液

每日 3～5 袋，每月 90～150 袋，根据医生处方准备相应规格的腹膜透析液。

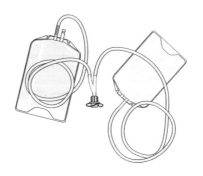

双联双袋腹膜透析液

（2）碘液微型盖

俗称"碘伏帽"，一次性用品，每次换液时更换。每日 3～5 个，每月 90～150 个。

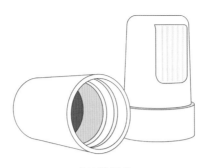

碘液微型盖

（3）医用导管夹

俗称"蓝夹子"，在换液中用来夹闭管路的夹子。蓝夹子的弹性非常好，建议打开保存，可以一直用到弹性消失或者断裂。

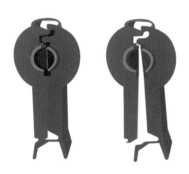

蓝夹子

（4）换药用品

棉签、纱布、碘伏、胶带、生理盐水及一次性洗澡保护袋。

（5）其他物品

恒温加热器、紫外线灯、体重秤、磅秤、洗手液、口罩、血压计、点滴架、记录本、毛巾、酒精等。

第二节　如何"安全储备"腹膜透析液？

第一次订购的腹膜透析液用量应该比实际用量多出至少1周，而且以后每次都要在家里还剩有大概5天的用量时在医保定点医院购买下个月的腹膜透析液。这些留用的透析液就叫作"安全储备"。这种家庭安全储备是为了医生临时改变处方时用，或者由于气候恶劣或者其他原因延误订购或送货时用的。

安全储备的多少因人而异，主要根据订购或送货所需的时间而定。如果这个月动用了安全储备，下次订货时要记得补充。现在许多腹膜透析液有免费配送服务，由于各个省份开展的配送服务流程不一，患者也可以咨询腹膜透析护士，获知当地的配送服务流程。

注意：为了避免腹膜透析液过期，每次取用腹膜透析液时应该先用生产日期靠前的，再用生产日期靠后的，也就是说，留用安全储备的液体应该总是最新购买的。用时确保在有效期内，避免腹膜透析液过期。

第三节　腹膜透析液如何保存？

腹膜透析液保存方法如下。

（1）存放在正常室温（10～30 ℃）、干净、阴凉、通风、干燥的地方，避免阳光直接照射。

（2）尽可能将腹膜透析液集中放置，并将有效期靠前的放置在最上面或前面，以便先行使用。

（3）开箱后的腹膜透析液放置于原包装箱内，并及时处理用完的空箱。

（4）腹膜透析液堆放不能超过 5 层，以免透析液受压过大包装破裂。

第四节　腹膜透析液有问题怎么办？

腹膜透析液出现以下情况时，请将该袋腹透液保留，切勿丢弃，应与腹膜透析液生产厂家进行协商解决。

（1）按压腹膜透析液外包装时发现袋内有较多液体。

（2）打开外包装后拉环脱落或有松动。

（3）管路有大量液体。

（4）易碎折头被折断。

（5）废液袋有破损。

（6）对光检查腹膜透析液有杂质及絮状物等。

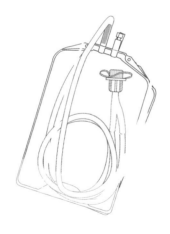

图 11-4　包装袋内有较多液体

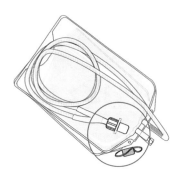

图 11-5   拉环松脱

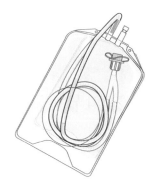

图 11-6   管路中有大量液体

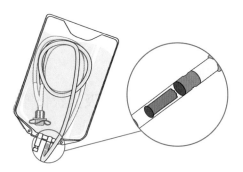

图 11-7   易碎折头被折断

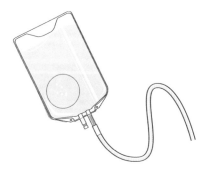

图 11-8   对光检查有絮状物

第十二章 心理健康与社会回归

第一节 心理健康

健康不仅是身体健康,还包括心理健康,只有身心都健康,我们才能真正拥有幸福的生活。腹膜透析作为一种尿毒症患者的替代疗法,其最终目的不仅是为了挽救患者的生命,而且要提高患者的生活质量。

由于饮食的限制、身体功能障碍、生活方式的改变、治疗经济负担以及对死亡的恐惧,加重了腹膜透析患者的心理压力。许多患者对治疗缺乏信心,无法投入工作,认为自己对家庭和社会没有价值,只能成为他人的负担。对于此类患者,家庭成员和医护人员有责任帮助患者走出这种心理误区,提高患者对疾病的认知,增强治疗信心和对医护的信任感。因此需要动态评估患者心理状态,并及时给予有效的心理疏导,避免负面情绪过高引发相应的应激反应,根据不同年龄制订相应的调节方式,帮助腹膜透析患者拥有健康的心理状态。

(1)年轻腹膜透析患者,要学会正确、积极地参与治疗过程,认识到通过有效的腹膜透析治疗能使身体状态和精神状态得到有效的改善,接纳自己当前的身体变化,保持乐观向上的心态,勇敢、积极地参与到社交活动中。根据自身情况适当地参加学习和工作,尽可能融入正常的生活,重返社会。

(2)老年腹膜透析患者,可以在腹透之余,根据自己的兴趣特长,参加一些老年人的社团,还可以参加腹膜透析肾友会,和肾友们相互分享透析知识,共同进步,提升自己的生活质量。

情绪及心理问题不容小觑,如果出现心理问题,应及时向亲属或朋友寻求帮助和支持,也可以向心理咨询师咨询。

第二节 运动

生命在于运动,运动是强身健体、结交好友、放松紧张情绪的良好康复方式。运动具有控制体重,避免肥胖;降低高血压、糖尿病、心脏病的风险;强化肌肉,提高耐力;调节血脂,锻炼心肺功能;改善社交,增加自信;减轻压力,避免抑郁症;改善睡眠质量,减少失眠等诸多好处。

每个人耐力不同,因此,腹膜透析患者运动时劳逸结合非常重要,根据自身身体情况,选择适合自己的运动强度及运动方式。建议从低强度和低持续时间的运动开始,循序渐进。

一、适当户外活动方式

适当户外活动的方式见下表。

适当户外活动的方式

散步	散步是极佳的有氧运动方式,既无场地和设备的限制,也较其他运动温和,是改善身体状况的良好开始,有助于养成良好的运动习惯
慢跑	在平坦的路上慢跑2～3分钟,休息一会再开始,如此反复跑约30分钟。可视身体状况,慢慢延长跑步的时间,加快步伐、减少休息时间,以达到更佳的锻炼效果
健康操	健康操是一种有趣的有氧运动,在锻炼身体和控制体重外,还提供了社交接触机会,分享运动的乐趣

续表

门球	门球运动适合不同年龄人士,它不需要消耗太大的体力,又能在运动中活动手、脚、腰、身及脑部。门球运动还能扩大社交圈子,结识朋友,增进友谊,是不可多得的运动方式
乒乓球	乒乓球也是一项有益身心的运动,其运动量适中,能训练反应能力、增加体能、促进思考,相对于其他球类运动,碰撞受伤的机会较低,打乒乓球需要的空间及用具也不多,而且只要三两知己即可进行球艺切磋
太极拳	太极拳着重练身、练气、练意三者之间的紧密协调。练习时一方面锻炼肌肉,舒筋活络;另一方面能透过呼吸与动作间的相互配合,提高心肺功能,达到强身健体的目的

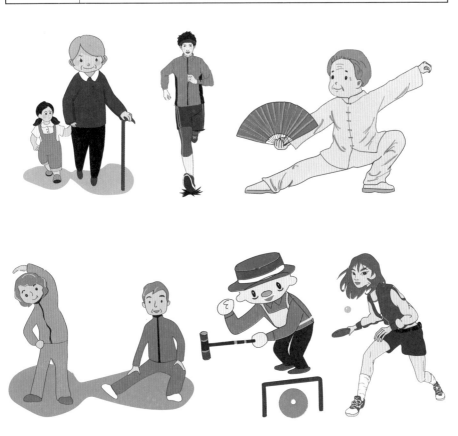

户外运动

二、适当居家运动方式

居家运动首先要做热身运动,热身运动可改善神经肌肉功能,减少运动引起的肌肉和骨骼的损伤。热身运动应以伸展动作为基础,每个动作须保持 8～10 秒,使肌肉舒缓地伸展,充分地适应更进一步的运动量;提高患者的神经、肌肉及心脏血管系统的功能,使患者拥有基本的运动能力。

一般而言,全套热身运动所需时间为 5～10 分钟,但也须配合当时的气温而适当调节,务求能使体温轻微上升。另外,热身运动还需要顾及颈部、肩膀、手腕、腰部和腿部等关节。

居家运动主要包括以下 2 种。

① 灵活性运动

(1)头颈部运动　颈部向左侧弯曲,使耳朵贴近左肩;恢复头部位置,右侧运动一样。

(2)肩部运动　耸肩,使其贴近耳朵,缓慢复位,重复进行此动作。向前环绕肩关节,两侧交替进行。向后环绕肩关节,两侧交替进行。

(3)上肢运动　上肢向前伸展,与肩同宽。五指伸直,攥拳;反复此动作。活动腕部做画圈动作,先顺时针,后逆时针。

(4)前胸运动　双手放在肩上,双肘外展。环绕肩关节做肘部画圈动作,先向前,再向后。

(5)伸展运动　双臂高举,向上伸展。向一侧弯腰,使对侧腰部肌肉有牵拉感。复位,再向对侧弯腰。重复进行。

(6)抱膝运动　弯腰,用双手抱起左膝,贴向胸部。下巴向胸部贴近,并尝试用前额靠近膝盖。以尽量舒服的姿势保持住。放下左膝,以同样动作重复锻炼右膝。

（7）腿部运动　缓慢伸直左腿。脚尖伸直，上下弯曲脚背，重复。脚尖伸直，活动踝部，做画圈动作，先向左，再向右。站直，左腿后退一步，下压脚跟，使其着地。双腿交替重复。

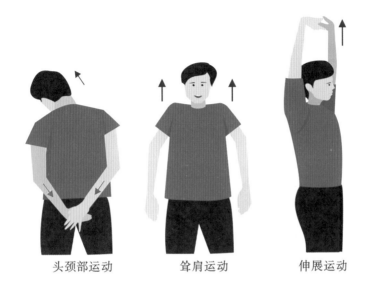

头颈部运动　　　　耸肩运动　　　　伸展运动

灵活性运动

② 阻抗运动

（1）曲臂运动　缓慢抬起手臂，然后再放低。

（2）伸臂运动　借助弹力带，曲肘弯臂，伸直另一手臂高过头顶，重复对侧手臂。

（3）下肢伸展运动　抬起一只腿向前伸直，屈膝缓慢向下，重复另一只腿。

（4）直腿伸展运动　缓慢抬腿，保持5秒放下。

（5）坐位跨步运动　类似空中行走或者蹬自行车。

（6）腿后伸运动　后背伸直，一条腿向后伸。

（7）提踝运动　脚尖点地站立，缓慢降低脚后跟。

（8）侧身抬腿运动　平卧侧身缓慢抬腿。

（9）上肢推墙壁运动　双手推墙,直到身体直立。

（10）上肢压椅运动　曲肘,身体前倾下压。

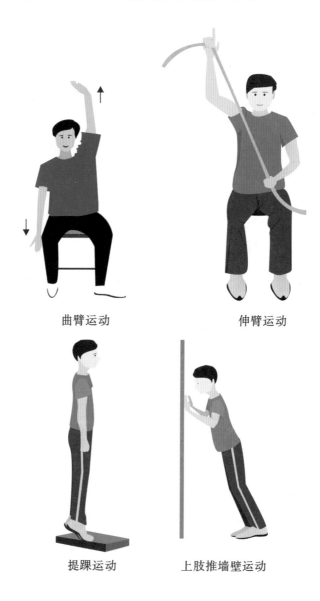

曲臂运动　　　　　　　　伸臂运动

提踝运动　　　　上肢推墙壁运动

阻抗运动

三、运动守则

① 运动时间

患者每次运动应在进餐结束后至少 1 小时后进行,持续 30 ~ 60 分钟,每周 4 ~ 6 次,且强度不宜过大。每次运动时间以不出现肌肉无力、呼吸困难或身体疲劳为准,时间可逐渐延长,逐渐加量,但需注意,频率要比普通人低一些。每个人的体力和耐力都不一样,以运动后自己感觉不劳累,第二天没有疲劳感为准。

运动贵在坚持,最好每周保持一定运动量,并持之以恒。

② 何时要暂停运动?

严重水肿;心功能不全;急性感染;肌肉扭伤;腹痛呕吐;发烧;血压比平常高或低很多,运动后 1 小时仍不能感觉体力完全恢复。

③ 运动时应注意哪些问题?

外出运动时应至少告诉家人所到何处、做什么运动。运动过程中要保持电话畅通。运动时保持顺畅均衡的呼吸,穿着舒适宽松的衣物及运动鞋,运动应在空气流通的地方进行。运动前先做热身,应避免一些容易产生碰撞的运动。

在运动时,呼吸可能略加快,但要仍能自然地说话。

运动前,先检查血压及脉搏,身体状况不佳时要立即停止。

运动后,如出现关节疼痛、胸口痛、体温过高或呼吸困难,应立即就诊。

将运动融入日常生活,每周进行 3 次或以上的适量运动,每次半小时的有氧运动。

在太饿、太饱、太冷、太热的情况下,以及身体疲劳、及心情不佳时,都应避免运动。如有任何不适,应立即停止运动,若运动停止后一段时间,不适的感觉仍持续不止或加剧时,应立即就医。

腹膜透析患者应避免过分剧烈、碰撞性或增加腹部压力的运动。如提举重物、深蹲、腹肌的训练,因为该类运动有导致肢体受伤、导管出口处损伤以及发生疝气的风险等。如对运动治疗有任何疑问,请向医生咨询。

第三节　就业和旅游

由于腹膜透析是居家治疗,腹膜透析患者可以不依赖医院而自行进行操作,因此为就业和旅游创造了可能性。

① 就业

据统计,腹膜透析患者的就业率远高于每周必须去医院的血液透析患者,腹膜透析患者对自己生活的满意度也较高。因此,我们鼓励腹膜透析患者继续自己的职业生涯,在就业过程中注意如下几个方面。

(1)工作压力相对较轻。

(2)环境较干净(最好能提供腹膜透析液交换场地)。

(3)工作较自由(如允许在家办公,离家较近等)。

(4)可以选择自动化腹膜透析机进行夜间透析,利用晚上在家里睡觉的时间进行透析,白天就可以轻松地工作了。

② 旅游

在外出旅游之前,先到医院做个全面的体检,以确定身体状况是否适合旅游。根据外出时间,咨询旅游目的地腹膜透析液供应情况。外出时间较长者,因需要腹膜透析液量较大,需要与厂家联系,告知目的地,由厂家进行异地配送,也可以提前几天通过物流邮寄到目的地;较短时间外出,可自行携带足够的腹膜透析液时,需要注意腹膜透析液存放的环境需要清洁,温湿度适宜。

(1)旅游前准备

1)购买旅游医疗保险。

2)预定旅游目的地及日期前,与医护人员商讨是否适宜。

3)携带足够药物,出发前,先请医生写信证明所服用药物的名称、剂量及过敏药物,并考虑携带其它旅行必备常用药物如感冒药、止泻药等,以备海关查询,或与外地医护人员沟通。

4)查询最接近目的地的腹膜透析中心或医院,以便出现紧急情况时就诊。

5)确保所有换液物品及设备的齐全,包括血压计、便携式加热袋、碘液微型盖、棉签、洗澡保护袋等。

(2)旅行期间注意事项

1)换液时间

换液时间应尽量依照平日的规律,但也需根据两地的时差做适当调整。在旅游目的地,应以住宿地点作为"基地",做分段式短程游览,确保有足够时间回"基地"换液及休息。有足够条件尽量将换液地点按时消毒。根据行程安排需要,偶然一次提前或延迟换液也是可以的,只要不减少换液次数。

2)饮食

外出旅游,应特别注意饮食卫生,避免过量水分、高盐、高钾及高磷食物,糖尿病患者更需要留意食物的糖分。不要食用不洁、不新鲜食物,不饮用生水,以免引起急性肠胃炎。

3)药物

旅游期间,容易忘记服药,应特别提醒自己按时服药。药物应分为两份,一份随身携带,一份放在住宿地点以防不慎遗失;并应携带比日程略多的分量,以防行程出现延误。

4)旅游期间发生腹膜炎等合并症怎么办

如果透出液浑浊、腹痛、发热明显,可自行冲洗1~2袋,以缓解症状,根据具体情况到当地的透析中心求医或致电患者的医生和护士。外出旅行前,最好请医生写个病情介绍,随身带上。如遇身体不适,尽快前往最近的医院就诊接受正规的治疗。

第四节　性生活与生育

尿毒症对患者生殖系统有一定影响,包括停经、生育能力下降等,但仍可享受正常的性生活,也有患者因为良好的透析效果而顺利生产了宝宝。

① 性生活

夫妇一方患有尿毒症,更需要保持亲密的关系作为精神支柱;对人类而言,性不单指性交行为,它包括了对身体和情感的分享,需要互相坦诚的沟通,以巩固双方的关系。而在性生活过程中,无论是否达到高潮,应关注于性生活前爱抚的享受,减轻不舒服的症状。

因为性生活需要体力,会使心率和呼吸加速,加重体能的负担。缩短真正性生活时间,有助于体谅患病的伴侣在体能上的力不从心。因此,可增加性生活前的爱抚和感官上的刺激,亦要配合舒适的体位,透析患者可在性生活前先行引流出腹腔内的腹膜透析液,以减低在性生活时肢体所受的压力,在事后或休息后再灌注新鲜腹膜透析液便可。

② 生育问题

国内、外均有文献报道在透析人群中有适龄男女生育下一代的成功案例。肾功能衰竭并不代表生育功能衰竭,而只是在肾功能下降后,身体的内环境发生一系列紊乱,不利于创造生育环境。因此,透析后仍有生育要求的患者可与自己的主管医生交流,全面评估身体状况,尤其对于女性朋友,如有生育可能,还需制订较为详细的、适合自己的透析及其他相关的诊疗计划。

第十三章　日常生活常见问题

第一节　如何正确记录腹膜透析日记？

由于腹膜透析是居家治疗,肾友需要逐步学习并建立良好的自我观察的习惯。体重、血压、尿量和透析液引流量是监测人体水平衡的指标,若出现持续体重和血压的上升,说明身体里的水过多了,需要及时纠正,以避免高血压、心力衰竭等严重情况的发生。规范的腹膜透析记录要求如下。

(1)每次换液后准确记录腹膜透析液浓度、灌入量、引流量、并计算超滤量。超滤量计算如下:

每日透析超滤量=当日腹膜透析引流液总量-灌入总量

(2)每日定时称量体重、测量血压,并记录。

(3)每日监测24小时尿量,并记录。

(4)如果引流液、导管出口处或全身情况有任何异常,请及时记录并向医护人员咨询。

第二节　怎么知道有没有贫血和钙磷代谢紊乱？

① 贫血

目前贫血的诊断标准是:海平面水平地区男性血红蛋白水平<130克/升,成年非妊娠女性血红蛋白水平<120克/升,成年妊娠女

性血红蛋白<110 克/升。

即当慢性肾脏病患者血红蛋白水平低于上述水平时就认为存在肾性贫血。建议腹膜透析患者每 1~3 个月要抽血复查 1 次血常规，如有贫血应及时纠正，以免病情加重。

② 钙磷代谢紊乱

有一部分腹膜透析患者存在钙、磷等矿物质代谢紊乱，可能会引起继发性甲状旁腺功能亢进、骨病、血管钙化等临床综合征，称之为慢性肾脏病–矿物质和骨异常，需要及时治疗。建议血钙控制于 2.1~2.5 毫摩尔/升，血磷控制于 0.78~1.45 毫摩尔/升，若超出以上范围，及时联系腹膜透析中心，及时纠正。

第三节 怎么知道透析是否充分？

① 透析充分的表现

腹膜透析充分是指透析剂量足够或效果满意，患者身心安泰、食欲良好、体力恢复、慢性并发症减少或消失、尿毒症毒素清除充分、体重稳定、生活质量高。

② 透析不充分的表现

患者出现虚弱和疲乏、食欲减退、恶心和（或）出现水肿、皮肤瘙痒、心衰、血压高等症状时，可能提示存在透析不充分。腹膜透析患者需要定期进行透析充分性的评估，腹膜透析医生会根据患者的临床症状、化验检查结果和评估结果调整腹膜透析方案。

第四节　怎样处理便秘、皮肤瘙痒和疝气问题？

① 便秘

如果患者出现便秘,可多吃一些高纤维食品,如纯麦面包和高纤维麦片、高纤维蔬菜等;每天进行一些运动也有助于预防便秘;必要时使用缓泻剂,如开塞露、乳果糖等来治疗便秘。

② 皮肤瘙痒

大部分皮肤瘙痒是由于钙磷代谢紊乱及继发性甲状旁腺功能亢进引起。通过纠正钙磷代谢紊乱及继发性甲状旁腺功能亢进可缓解皮肤瘙痒症状,同时应注意排除其他原因引起的皮肤瘙痒。在日常生活中注意保持皮肤滋润,并尽量不用香味太浓的香皂或刺激性强的皮肤清洁剂。这些清洁剂可能刺激皮肤。在淋浴后用些润肤露可能会有好处,但不能把润肤品涂抹在导管出口处。

③ 疝气

腹膜透析患者腹股沟区、男性阴囊处或腹壁局部出现膨隆,尤其是当腹膜透析液留腹时,或当患者做增加腹腔压力的动作(如站立位、深吸气后屏气或咳嗽等),膨隆会加重,提示可能存在疝气。如果患者出现疝气需及时告知腹膜透析中心医护人员,必要时手术治疗。如果疝气出现嵌顿,不能回纳,需紧急手术治疗。

第五节　怎么处理换液过程中出现的异常情况？

① 导管堵塞

当腹膜透析导管出现进出液受阻、管路不通时可能是纤维蛋白块堵管，可用肝素盐水或尿激酶盐水，从短管处加压注入，封管30分钟后一般都能顺畅；用力加压灌液，通常也可使纤维蛋白块排出，使进出液顺利。同时需要排除是否有大网膜包裹导致进出液受阻。

② 导管破损漏液

硅胶腹膜透析管抗酸、抗碱、抗老化能力很强，可永久使用。但若出现导管体外段破裂漏液，立即停止放液或灌液，用蓝夹子夹住导管破裂处上端，将碘伏倒在无菌纱布上，碘伏纱布垫在破口处，外面再包裹无菌纱布，固定好并避免牵拉，立即到医院由专职医护人员处理。

③ 外接短管管头开关处破裂漏液

若出现外接短管管头开关处破裂漏液，应立即准备两块无菌纱布和小夹子，一块纱布紧靠管头端裹好，用夹子夹住开关上方外接短管管路，这个过程注意不要损伤透析管；另一块纱布再将破裂处包好，到医院更换新的外接短管。

④ 外涤纶套脱出

若出现外涤纶套脱出，立即将靠近隧道口端导管用无菌纱布缠绕包扎，并消毒隧道口，尽快到医院，由专职医护人员处理。

⑤ 外接短管深蓝色接头处污染

如果不慎将外接短管深蓝色接头处污染,应立即关闭外接短管开关,并用一个新的碘伏帽盖上,尽快到医院更换外接短管,必要时预防性应用抗生素。

第六节　检查时发现透析液袋渗漏怎么办?

从恒温箱里拿出的腹膜透析液外包装袋有小水珠,只要这些水珠的量在透析液袋边角聚集时不超过一个拇指盖,都属于正常现象。如果聚集的小水珠超过一个拇指盖的量或内袋时出现漏液时,应停止使用,并更换新的腹膜透析液。

第七节　透析时把管路里的空气灌进腹腔怎么办?

如果不小心把管路中的空气灌入腹腔,可能会引起肩痛,若疼痛自行缓解可不予处理,如果肩痛不能缓解,可在肩部放置一个热水袋,必要时到医院进一步处理。

第八节　为什么透析后食欲逐渐好转但水肿了?

腹膜透析一段时间后,患者原先蓄积的毒素逐渐被清除,食欲会好转,饮食比透析前增加,如果不能很好控制水、盐,就会出现水肿,所以腹膜透析患者一定要注意控制水盐,保持容量平衡。

第九节 为什么透析后出现腹胀导致食欲下降?

大部分腹膜透析患者是可以适应每次腹腔灌入 2000 毫升腹膜透析液的,只有一少部分患者灌入腹膜透析液后出现腹胀甚至影响进食,可通过减少每次灌入量,如每次灌入 1500～1700 毫升,进食后再灌入腹膜透析液或服用促胃肠动力药物缓解症状,同时应注意排除消化道疾病引起的腹胀。

第十节 腹膜透析患者如何进行疫苗接种?

腹膜透析的患者大多存在免疫力低下或免疫功能紊乱,加上气候环境影响,更容易感染各种传染病。而免疫接种是一项针对多种传染性疾病发病的重要预防措施,因此鼓励腹膜透析患者在病情充许的情况下进行免疫接种。

腹膜透析患者推荐接种的疫苗包括以下几种。

(1)乙肝疫苗

注射前先抽血化验是否有自然免疫,来确定是否需要接种。在完成接种后 1～2 个月进行乙肝表面抗体检查,之后每年检查 1 次,未达到保护性水平的患者需进行再次接种,注意此类疫苗需要尽早接种。对于有发热、腹泻、感冒或正处于感染期的乙肝患者,暂时不要接种疫苗。

(2)肺炎疫苗

一般为单次接种,腹膜透析患者处于肺炎链球菌感染高风险状态而且肺炎链球菌抗体水平可能很快下降,推荐第一次接种 5 年后再进行重复接种。

（3）流感疫苗

此疫苗应该在每年流感季节前使用,不能使用减毒活流感疫苗,而应使用灭活流感疫苗。

（4）新型冠状病毒疫苗

无对新型冠状病毒疫苗成分过敏、无急性感染性疾病,且病情稳定的患者建议接种。

（5）与旅行有关的疫苗

根据患者的旅行目的地,来确定需要接种的疫苗类型,同时至少提前 3 个月和医护人员沟通旅行计划以便安排接种疫苗。

第十四章　患者心声

腹膜透析之后我还是"有奔头"

王女士　47 岁　个体经营者

在街坊邻居眼中,我是一个勤快人,家里大小活儿一把抓,开的杂货店也是我招呼着。两个孩子学习也用功,邻居们常常说我"干得有奔头"。

2020 年初,我 45 岁,正年轻能干活的时候,有一段时间觉得浑身没劲儿,吃不下饭,刚开始想着是肠胃不好,调理调理就行了。后来家里人不放心,让我来河南省人民医院住院检查,谁知道检查结果出来直接把我们吓蒙了:尿毒症! 我觉得天都塌了,我抱怨老天爷不公平,为啥是我呀,我还能活多久? 我要走了孩子们咋办?

正当我感到十分绝望的时候,管床医生张主任来了。她耐心地给我"上课":肾脏都干啥活儿,咋样"运垃圾",它罢工不干了要咋治疗。我听完大致明白了一些,但一想到以前只在电视上见过的"透析"要发生到自己身上,心里还是很难受。难道我以后就得天天跑医院,就成个"废人"了吗?

后来医生详细给我讲了治疗方案,还有两种透析方式可以选择,无论选择哪一种,只要坚持,后期生存率还是很高的。我觉得我的生活又看到了一点希望。一种是血液透析,就是得在医院"扎根",每星期跑三趟。想到疫情管控不让出门,想到家里的一堆事儿……我觉得挺难的。另一种是腹膜透析,在家里就能进行,只要自己学会操作就行。医生鼓励我,说目前尿量正常、残余的肾功能还可以,建议选择腹膜透析。

我仔细想了想,我舍不了孩子、离不开家,既然有在家就能治病的机会,再难,我也得试一试。

最终我决定选择腹膜透析,我做了腹膜透析置管手术。术后医生、护士们一点一点地讲,手把手地教,我忘了就再讲,让我做笔记写下来,还让我"考试"。功夫不负有心人,在护士的督促指导下,我终于学会了在家进行腹膜透析的操作方法。

现在我已经进行腹膜透析两年多了,每天规律透析,每个月我按时去腹膜透析门诊进行复查,然后按医生的建议进行调整。这两年我的生活、店铺生意都没有受到多大的影响。两个孩子一个已经考上大学,一个今年读高三,店里的生意也一直是我在照顾。要是我不说,没人看得出来我是个病人。

这得感谢河南省人民医院、特别是腹膜透析门诊的医生、护士,我一直记得选择腹膜透析时他们的鼓励:"选择了腹膜透析咱们就是战友啦,从此咱们并肩作战,先透个十年再说。"我想,我一定会坚持的,十年之后,我再争取下个十年!我还要看着孩子们成家立业呢!生活还是"有奔头"!

您陪我长大，我照顾您到老

吕女士　59岁　退休人员

以前上班的时候，总是想着等退休了如何如何。不料还没到退休，年近八旬的老母亲就因为一个人走路不小心滑倒了，骨折住院。虽说单位体恤我，给我安排了比较轻的工作，让我能多些时间照顾母亲，但一直单位、医院两头跑，确实很疲惫。

幸运的是，我很快要到退休时间，能专心在家照顾老人。可是，这个时候我母亲又被查出来了尿毒症，需要透析治疗。当医生告知我这个消息时，我看着病床上的母亲，眼泪溢满了眼眶。母亲操劳了一辈子，身体一直不好，一身的慢性病，平时生活勉强能够自理。可如今，"尿毒症"这三个字就像一座大山一样压在我的心里，让我喘不过气来。

当医生给我们家属谈透析方式时，我们无法想象，腿部不能动、躺在床上的老人，要每周三次艰难地从家里床上转移出来，该怎样乘坐交通工具，再用移动床推着到医院做透析。这简直是一个浩大的工程，绝对不是我一个人能应付来的。

医生们说我母亲的情况也可以选择腹膜透析，这种方式在家里就能做。我一听就感觉有了希望。至少，我的母亲不用再奔波去医院透析了。在做完腹膜透析置管手术后，我和家人都认真完成了医院的学习并通过了考试。这样，在家里，我们也能给老人做好透析，在家里，是老人熟悉的环境，她想吃什么、喝什么我们随时能照顾到，生活质量还算不错。

家有一老，犹如一宝，在我这个年龄，还能陪伴在母亲身边，能在老人需要的时候尽自己的努力去照料，尽自己的孝心，我已经非常满足了。母亲含辛茹苦陪我长大,现在,换我来照顾她。

现在母亲已经在家透析三年了,我们定期带她到医院复查,根据医生指导调整治疗方案。感谢医院,感谢医生,让我们用居家透析的方式,陪伴着老人。

附表

附表有4个,分别对常见食物热量、蛋白质、水份及矿物质含量做以介绍。[英文单位标注如下:g(克),kcal(千卡),mL(毫升),kJ(千焦),mg(毫克)]

附1 常见食物热量及蛋白质含量

按照常见各类食物的蛋白质含量以每份0~1 g,4 g,7 g为标准分为8类食物,同类食物间可以相互交换。

以食物蛋白质为基础的交换

(一)谷薯类(每份50 g,蛋白质4 g,能量180 kcal)				
谷类				
稻米 50 g	籼米 50 g	薏米 50 g	玉米面 50 g	荞麦 50 g
粳米 50 g	糯米 50 g	黄米 50 g	小米 50 g	莜麦面 40 g
挂面 60 g	小麦粉 60 g	面条 60 g	花卷 70 g	米饭 130 g
馒头 70 g				
薯类				
马铃薯 200 g	木薯 200 g	甘薯 200 g	山药 200 g	芋头 200 g
(二)淀粉类(每份100 g,蛋白质0~1 g,能量360 kcal)				
蚕豆淀粉 100 g	豌豆淀粉 100 g	玉米淀粉 100 g	芡粉 100 g	粉条 100 g
藕粉 100 g	豌豆粉丝 100 g	粉丝 100 g	地瓜粉 100 g	马铃薯粉 100 g
豆类				
(三)豆类及其制品(每份35 g,蛋白质7 g,能量90 kcal)				
黄豆 25 g	黑豆 25 g	蚕豆 35 g	豇豆 35 g	扁豆 30 g
绿豆 35 g	赤豆 35 g	芸豆 35 g		
豆类制品				
豆腐干 35 g	豆腐卷 35 g	油豆腐 35 g	千张 35 g	素火腿 35 g
素鸡 35 g	烤麸(熟)35 g	豆奶 300 g	豆腐脑 400 g	豆浆 400 g

续表

(四)绿叶蔬菜类(每份 250 g,蛋白质 4 g,能量 50 kcal)				
西兰花 100 g	黄豆芽 100 g	长豇豆 150 g	刀豆 150 g	茼蒿菜 250 g
荠菜 200 g	荷兰豆 200 g	芹菜 200 g	香菇 200 g	大白菜 300 g
豆角 200 g	金针菇 200 g	香菇 200 g	四季豆 200 g	马兰头 250 g
茄子 350 g	平菇 250 g	空心菜 250 g	苋菜 250 g	绿豆芽 250 g
茭白 500 g	芦笋 300 g	油菜 250 g	菜花 250 g	菠菜 250 g
海带 500 g	油麦菜 300 g	茴香 300 g	生菜 300 g	

(五)瓜类蔬菜及水果类				
瓜类蔬菜(每份 200 g,蛋白质 1 g,能量 50 kcal)				
佛手瓜 100 g	菜瓜 200 g	葫芦 200 g	方瓜 200 g	冬瓜 300 g
丝瓜 150 g	苦瓜 150 g	黄瓜 200 g	南瓜 200 g	西葫芦 200 g
水果(每份 200 g 蛋白质 0 g~1 g,能量 90 kcal)				
樱桃 150 g	荔枝 150 g	桃 150 g	香蕉 150 g	草莓 150 g
葡萄 200 g	橙 200 g	芒果 300 g	苹果 200 g	菠萝 300 g
哈密瓜 300 g	西瓜 300 g			

(六)肉、水产品、蛋、奶类				
肉类(每份 50 g,蛋白质 7 g,能量 90 kcal)				
香肠 25 g	酱牛肉 25 g	火腿 25 g	鸡翅 50 g	大排 50 g
猪肉(瘦)35 g	牛肉(瘦)35 g	兔肉 35 g	鸡肉 50 g	火腿肠 50 g
鸭肉 50 g	羊肉(肥瘦)50 g	烤鸡 50 g	肯德基炸鸡 50 g	
水产品类(每份 75 g,蛋白质 7 g,能量 90 kcal)				
鲢鱼 50 g	鲑鱼 50 g	带鱼 50 g	黄鱼 75 g	罗非鱼 75 g
草鱼 75 g	鲫鱼 75 g	鳊鱼 75 g	青鱼 75 g	生蚝 75 g
基围虾 75 g	对虾 75 g	鲤鱼 75 g	鱿鱼 50 g	白鱼 75 g
蟹肉 75 g	海参 50 g			
蛋类(每份 60 g,蛋白质 7 g,能量 90 kcal)				
鸡蛋 60 g	鸭蛋 60 g	松花蛋 60 g	鹅蛋 60 g	咸鸭蛋 60 g
鹌鹑蛋(5 个)60 g				
奶类(每份 230 g,蛋白质 7 g,能量 90 kcal)				
牛乳 230 g	酸奶 230 g			

(七)坚果类(每份 20 g,蛋白质 4 g,能量 90 kcal)				
核桃仁 20 g	松子仁 20 g	榛子仁 20 g	芝麻籽 20 g	瓜子 20 g
杏仁 20 g	腰果 20 g	花生仁 20 g	榛子 70 g	葵瓜子 30 g
核桃 70 g	松子 50 g			

(八)油脂类(每份 10 g,蛋白质 0 g,能量 90 kcal)				
花生油 10 g	橄榄油 10 g	豆油 10 g	茶籽油 10 g	羊油 10 g

附 2   常见食物含水量

常见食物含水量

名称	单位量	原料量	含水量/mL	名称	单位量	原料量	含水量/mL
米饭	1 两	米 50 g	80.0	肉末烂面	1 小碗	面 50 g	230.0
粥	1 小碗	米 25 g	200.0	肉末烂面	1 大碗	面 100 g	450.0
馒头	1 个	面 50 g	30.0	麻酱面	1 小碗	面 50 g	100.0
开花馒头	1 个	面 50 g	35.0	麻酱面	1 大碗	面 100 g	150.0
包子	3 个	面 50 g	90.0	打卤面	1 小碗	面 50 g	160.0
烙饼	1 块	面 50 g	30.0	打卤面	1 大碗	100 g	300.0
蜂糕	1 块	面 50 g	45.0	炒鸡蛋	1 份	3 个蛋	90.0
水饺	5 个	面 50 g	72.0	鸡蛋汤	1 小碗	40 g	220.0
馄饨	1 小碗	面 50 g	160.0	蒸蛋羹	1 份	60 g	150.0
汤面	1 小碗	面 50 g	200.0	肉片青菜	1 份	菜 40 g	180.0
汤面	1 大碗	面 100 g	350.0	红烧牛肉	1 份	菜 50 g 肉 50 g	170.0
面片汤	1 小碗	面 50 g	200.0	炒青菜	1 份	150 g	160.0
面片汤	1 大碗	面 100 g	350.0	酱肉	1 份	150 g	150.0

附3 常见水果、蔬菜、坚果含水量

常见水果、蔬菜、坚果含水量

名称	含水量 g/10 g	名称	含水量 g/10 g	名称	含水量 g/10 g	名称	含水量 g/10 g	名称	含水量 g/10 g
芭蕉	6.9	海棠	8.0	柠檬	9.1	辣椒	9.0	银杏	1.0
菠萝	4.4	黑枣	3.9	柠檬汁	9.3	甜椒(脱水)	1.1	榛子(炒)	0.2
草莓	9.1	金桔	8.5	蟠桃	8.4	茄子	9.3	榛子(干)	0.7
草莓酱	3.3	桔子	8.8	枇杷	8.9	生菜	9.6	葵花籽仁	0.8
橙子	8.7	梨	9.0	苹果	8.6	柿子椒	9.3	栗子(干)	1.3
桂圆肉	1.8	李子	9.0	苹果罐头	8.9	西红柿	9.4	栗子(鲜)	52
葡萄	8.9	荔枝	8.2	苹果酱	3.0	松子仁	0.1	莲子(干)	1.0
桑葚	8.3	无花果	8.1	白兰瓜	9.3	番茄酱	7.6	莲子(糖水)	5.0
山楂	7.3	香蕉	7.6	佛手瓜	9.4	小白菜	9.5	落花生	5.0
果丹皮	1.7	杏	9.0	哈密瓜	9.1	小葱	9.3	松子(炒)	0.4
石榴	7.9	杏脯	2.4	黄瓜	9.6	榆钱	8.5	松子(生)	0.3
柿子	8.1	杏干	0.9	苦瓜	9.3			白瓜子(炒)	0.4
柿子饼	3.4	杏酱	2.8	西瓜	9.3			白瓜子仁	0.9
桃	8.6	杏仁	0.6	香瓜	9.3			核桃(干)	0.5
桃罐头	8.5	杨梅	9.2					核桃(鲜)	5.0
桃酱	3.1	杨桃	9.1					花生(炒)	0.4
蜜枣	1.4	柚子	8.9					花生仁(炒)	0.2
小枣	3.5	枣	6.7					花生仁(生)	0.7
椰子	5.2	干枣	2.7					葵花籽	0.2
樱桃	8.8	芒果	9.1					西瓜子	0.5
樱桃(野)	1.9	猕猴桃	8.3					西瓜子仁	0.9

附4 常见食物每 100 g 中能量、蛋白质、钾、钠、钙、磷含量表

常见食物每 100 g 中能量、蛋白质、钾、钠、钙、磷含量表

食物名称	能量/kJ	能量/kcal	蛋白质/g	钾/mg	钠/mg	钙/mg	磷/mg
牛肉(瘦)	444	106	20.2	284	53.6	9	172
猪肉(瘦)	598	143	20.3	305	57.5	6	189
羊肉(瘦)	494	118	20.5	403	69.4	9	196
牛肉干	2301	550	45.6	51	412.4	43	464
牛肉松	1862	445	8.2	128	1945.7	76	74
牛肝	582	139	19.8	185	45	4	252
猪肝	540	129	19.3	235	68.6	6	310
鲫鱼	452	108	17.1	290	41.2	79	193
草鱼	469	112	16.6	312	46	38	203
鲤鱼	456	109	17.6	334	53.7	50	204
带鱼	531	127	17.7	280	150.1	28	191
甲鱼	494	118	17.8	196	96.9	70	114
对虾	389	93	18.6	215	165.2	62	228
虾皮	640	153	30.7	617	5057.7	991	582
龙虾	377	90	18.9	257	190	21	221
海参(干)	1097	262	50.2	356	4967.8		94
鸡	699	167	19.3	251	63.3	9	156
鸡蛋	577	138	12.7	98	94.7	48	176
鸭蛋	753	180	12.6	135	106	62	226
松花蛋(鸭)	715	171	14.2	152	542.7	62	165
鸭	1004	240	15.5	191	69	6	122
咸鸭蛋	795	190	12.7	184	2076.1	118	231
鸽	841	201	16.5	33.4	63.6	30	136
牛奶	226	54	3	109	37.2	104	73
酸奶	301	72	2.5	150	39.8	118	85
奶粉(全脂)	2000	478	20.1	449	260.1	676	469
大米	1448	346	7.4	103	308	13	110

续表

食物名称	能量/kJ	能量/kcal	蛋白质/g	钾/mg	钠/mg	钙/mg	磷/mg
糯米(江米)	1456	348	7.3	137	1.5	26	113
小米	1498	358	9	284	4.3	41	229
高粱	1469	351	10.4	281	6.3	22	329
玉米(黄)	1402	335	8.7	300	3.3	14	218
面粉(标准粉)	1439	344	11.2	190	3.1	31	188
面粉(富强粉)	1464	347	10.3	128	2.7	27	114
挂面(精白粉)	1452	347	9.6	122	110.6	21	112
方便面	1975	472	9.5	134	1144	25	80
玉米面(黄)	1423	340	8.1	249	2.3	22	80
淀粉(玉米)	1443	345	1.2	8	6.3	18	25
黄豆(大豆)	1502	359	35.1	1503	2.2	191	465
黑豆	1594	381	36.1	1377	3	224	500
绿豆	1322	316	21.6	787	3.2	81	337
面条(切面)	1172	280	8.5	161	3.4	13	142
大豆淀粉	1427	341	0.5	10	18.2	36	29
豆浆	54	13	1.8	48	3	10	30
豆腐(南)	238	57	6.2	154	3.1	116	90
扁豆	155	27	2.7	178	3.8	38	54
豌豆	121	29	2.9	112	2.2	27	63
黄豆芽	184	44	4.5	160	7.2	21	74
绿豆芽	75	18	2.1	68	4.4	9	37
荸荠	247	59	1.2	306	15.7	4	44
慈菇	393	94	4.6	707	39.1	14	157
甘薯(红心)	414	99	1.1	130	28.5	23	39
胡萝卜	155	37	1	190	71.4	32	27
白萝卜	84	20	0.9	173	61.8	36	26
土豆	318	76	2	342	2.7	8	40
藕	293	70	1.9	243	44.2	39	58
大白菜	63	15	1.4	90	48.4	35	28
大葱(鲜)	126	30	1.7	144	4.8	29	38
葱头(洋葱)	163	39	1.1	147	4.4	24	39
芋头	331	79	2.2	378	33.1	36	55

续表

食物名称	能量/kJ	能量/kcal	蛋白质/g	钾/mg	钠/mg	钙/mg	磷/mg
山药	234	56	1.9	213	18.6	16	34
韭菜	109	26	2.4	247	8.1	42	38
金针菜	833	199	19.4	610	59.2	301	216
龙须菜(芦笋)	75	18	1.4	213	3.1	10	42
芹菜(茎)	84	20	1.2	206	159	80	38
青蒜	126	30	2.4	168	9.3	24	25
蒜苗	155	37	2.1	226	5.1	29	44
香菜(芫荽)	130	31	1.8	272	48.5	101	49
苦瓜	79	19	1	256	2.5	14	35
圆白菜	92	22	1.5	124	27.2	49	26
油菜	96	23	1.8	210	55.8	108	39
雪里蕻	100	24	2	281	30.5	230	17
小白菜	63	15	1.5	178	73.5	90	36
香椿	197	47	1.7	172	4.6	96	147
莴苣笋	59	14	1	212	36.5	23	48
红苋菜	130	31	2.8	340	42.3	178	63
绿苋菜	105	25	2.8	207	32.4	187	59
菜瓜	75	18	0.6	136	1.6	20	14
黄瓜	63	15	0.8	102	4.9	24	24
西葫芦	75	18	0.8	92	5	15	17
茄子	88	21	1.2	142	5.4	24	2
西红柿	79	19	0.9	163	5	10	2
西红柿酱	339	81	4.9	989	37.1	28	117
柿子椒	92	22	1	142	3.3	14	2
蘑菇(鲜)	84	20	2.7	312	8.3	6	94
紫菜	866	207	26.7	179	710.5	264	350
榨菜	121	29	2.2	363	4252.6	155	41
蘑菇(干)	1054	252	21	122	23.3	127	357
冬菇(干)	887	212	17.8	1155	20.4	55	469
冬瓜	46	11	0.4	78	1.8	19	12
生菜	54	13	1.3	170	32.8	34	27
荠菜	113	27	2.9	280	31.6	294	81

续表

食物名称	能量/kJ	能量/kcal	蛋白质/g	钾/mg	钠/mg	钙/mg	磷/mg
菜花	100	24	2.1	200	31.6	23	47
菠菜	100	24	2.6	311	85.2	66	47
丝瓜	84	20	1	115	2.6	14	29
西瓜	142	34	0.5	79	4.2	10	13
香蕉	381	91	1.4	256	0.8	7	28
梨(鸭梨)	180	43	0.2	77	1.5	4	14
苹果(富士)	188	45	0.7	115	0.7	3	11
橙	197	47	0.8	159	1.2	20	22
柿子	297	71	0.4	151	0.8	9	23
蜜桔	176	42	0.8	177	1.3	19	18
鲜枣	510	122	1.1	375	1.2	22	23
干红枣	1105	264	3.2	542	6.2	64	51
杏	151	36	0.9	226	2.3	14	15
菠萝	172	41	0.5	113	0.8	12	9
桃	172	41	0.6	100	2	10	16
柠檬	146	35	1.1	209	1.1	101	22
葡萄	180	43	0.5	104	1.3	5	13
葡萄干	1427	341	2.5	995	19.1	52	90
草莓	126	30	1	131	4.2	18	27
哈密瓜	142	34	0.5	190	26.7	4	19
花生仁(生)	2356	563	25	587	3.6	39	324
花生仁(炒)	2431	581	24.1	674	445.1	284	315
核桃	2613	627	14.9	385	6.4	56	894
茶叶(绿茶)	1238	296	34.2	1661	28.2	325	191
酱油	264	63	5.6	337	5757	66	204
醋	130	31	2.1	351	262.1	17	96